养生大讲坛

5分钟美体瘦身法

——女人瘦身减肥第一书

主编　王雅兰

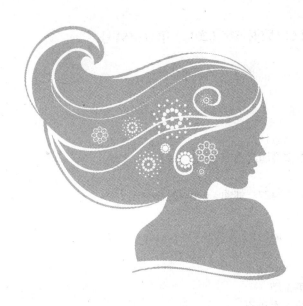

中国医药科技出版社

内 容 提 要

怎样才能既轻松又有效的减肥瘦身呢？就让本书与你握手，它会成为你减肥最好的老师，帮你分析肥胖的原因，选择合适的饮食和运动方式，或者喝上一杯自制的蔬果汁，或者跳上一段健美操，或者做几个简单的瑜伽动作……这些都能够让你在不知不觉中拥有苗条的身材。让我们赶快走进本书，去实现减肥瘦身的梦想吧！

图书在版编目（CIP）数据

5分钟美体瘦身法：女人瘦身减肥第一书/王雅兰主编.—北京：中国医药科技出版社，2014.3

（养生大讲坛）

ISBN 978-7-5067-6625-8

Ⅰ.① 5… Ⅱ.①王… Ⅲ.①女性－减肥－基本知识

Ⅳ.① R161

中国版本图书馆 CIP 数据核字（2014）第 006554 号

美术编辑 陈君杞

版式设计 邓 岩

出版　中国医药科技出版社
地址　北京市海淀区文慧园北路甲 22 号
邮编　100082
电话　发行：010-62227427　邮购：010-62236938
网址　www.cmstp.com
规格　710×1020mm $^1/_{16}$
印张　16 $^1/_4$
字数　200 千字
版次　2014 年 3 月第 1 版
印次　2014 年 3 月第 1 次印刷
印刷　北京金信诺印刷有限公司
经销　全国各地新华书店
书号　ISBN 978-7-5067-6625-8
定价　**32.00 元**
本社图书如存在印装质量问题请与本社联系调换

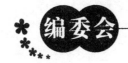编委会

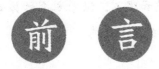

前　言

　　你是否还在为自己臃肿肥胖的身材而烦恼呢？你是否还在苦苦寻找适合自己的减肥方法呢？爱美是女人的天性，窈窕玲珑的"S"型曲线，几乎成为每一位女性所追求的梦想。当然，有些女性瘦身并不仅仅是为了对美的追求，更重要的是肥胖已经对健康构成威胁。肥胖人群心脏发病率是正常体重的 2.5 倍，患高血压、糖尿病的概率甚至是正常体重的 3 倍或 3 倍以上。于是减肥成为当今女性所追求的热潮，减肥的队伍也随之壮大，各种减肥产品开始漫天飞舞，各种减肥方法如雨后春笋。但是"我怕减肥药有副作用"，"长时间运动我没有时间"，"节食太痛苦了"……这些又成为各位"美眉"新的苦恼。

　　那么怎样才能既轻松又有效的减肥瘦身呢？本书会成为你减肥最好的老师，帮你分析肥胖的原因，选择合适的饮食和运动方式，或者喝上一杯自制的蔬果汁，或者跳上一段健美操，或者做几个简单的瑜伽动作……这些都能够让你在不知不觉中拥有苗条的身材，如果你是局部肥胖，它还会教给你更有效的局部减肥法呢。

　　也许你会问，它所教的内容是不是又会让我饿的饥肠辘辘？会不会占用我大量的时间运动得大汗淋漓？

　　当然不会，只要你抓住每天从你身边悄悄溜走的 5 分钟，或者在办公桌前 5 分钟的踢腿，或者坐着椅子上不经意的弯腰，w 或者居家手拿毛巾做家务时的缝隙，……只要你能够坚持，把 5 分钟握在手里，那苗条玲珑的"S"型曲线很快就会与你结缘了。

　　还等什么呢？让我们赶快走进本书，去实现减肥瘦身的梦想吧！

　　最后，我要在此感谢本书的其他编者，是在他们的热情催促下，才使

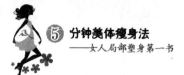

本书得以尽快完成。另外，本书在写作过程中还参考了大量的书籍和论文，吸收了不少其他人的成果和观点，限于本书的体裁，不能一一注明出处，诚对各位作者的劳动表示感谢与敬意。

编者
2013年12月

目 录

第三章　轻松改变"怪"体形：5分钟魔法健美操 ·········· 56

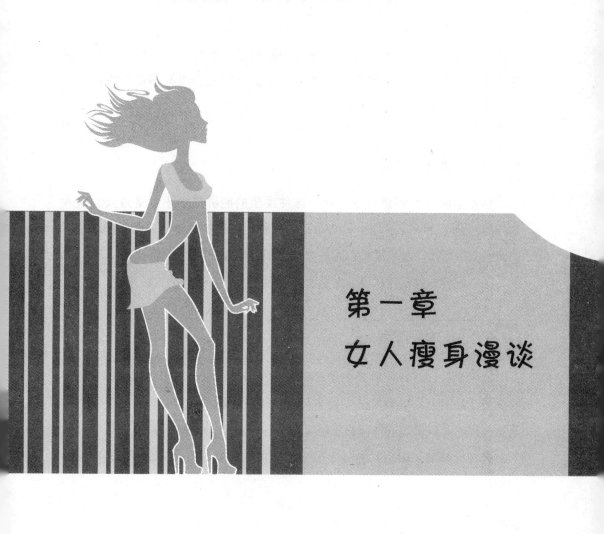

第一章
女人瘦身漫谈

"胖胖"很多种，你是哪一种

肥胖有很多种类型，要想瘦身首先要知道自己是哪一类型的肥胖，这样才能"对症下药"找到合适的瘦身方法。肥胖的分类有很多种方式，中医按成因把肥胖分为五种类型。

✿ 一、暴食肥胖型

暴食型肥胖也叫获得性肥胖，这种类型的肥胖是由于食量过大，摄入体内的热量远远大于身体生长和活动的需要，过多的热量转化为脂肪，使脂肪细胞变得肥大，数目增加，脂肪大量堆积而导致肥胖。

这种肥胖的主要症状为：食量过大，容易饥饿，还有的比较嗜睡。

✿ 二、压力肥胖型

顾名思义，这种肥胖是由于来自家庭、工作、社会的压力过大，身体长时间处于疲劳状态，导致肝功能下降，有的还会影响到胃，胃发热造成食欲旺盛，因此又叫做"肝胃郁热肥胖"。

这种肥胖的主要症状为：心情烦躁时食欲旺盛，还会出现头痛、眼出血的症状。

✿ 三、水肿肥胖型

水肿型肥胖是因为身体内多余的水分没有及时排除，造成臀部和大腿浮肿，也就是常说的"下半身胖"又被称为"痰湿内蕴肥胖"。

这种肥胖的主要症状为：食欲一般，四肢无力、沉重，手脚肿胀，不喜欢运动；排尿不畅，经常拉肚子；晨起眼睛浮肿；喝水多，喜食咸，还有的有长期服用药物的习惯。

 ## 四、贫血型肥胖

贫血型肥胖是因为血气不足，或者说是血虚造成的身体基本功能下降，代谢功能异常，内分泌紊乱，从而导致肥胖，因此又叫做"血虚肥胖"。

这种肥胖的主要症状为：食欲正常，四肢瘦，但小腹有很多赘肉，就是我们常说的"上半身胖"，也有的说是"偷着胖"。

 ## 五、疲劳型肥胖

疲劳型肥胖是指人体生命力的综合指标下降，从中医角度来说就是元气不足，从而导致消化功能、代谢功能的异常，从而导致的肥胖。

这类肥胖的主要症状为：食欲不振，活动后极易疲劳，怕冷，容易感冒，晨起眼部有浮肿现象，小便较少。

瘦身美人的理想尺寸和比例

无论是身材较好的女性，还是略胖的女性，只要这些爱美的姐妹们聚到一起，她们所说的最多的共同话题就是两个字"减肥"，那么你到底需不需要瘦身呢？瘦身美人的理想尺寸和比例到底是多少呢？下面我们就来对照一下吧：

● 1. 成年女子的标准体重

计算公式：（身高（cm）－100）×0.9＝标准体重

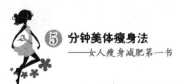
如果体重超过标准体重的20%，就可视为肥胖，应该进行减肥。

● **2. 成年女子身体各部位最佳尺寸与比例**

上下身比例：以肚脐作为分界点，上下身比例应为5：8，符合黄金分割定律。

胸围最佳尺寸与比例：胸围 = 身高 ×0.51（身高160cm的标准胸围 =160×0.51=81.6cm）

腰围最佳尺寸与比例：腰围 = 身高 ×0.34（身高160cm的标准腰围 =160×0.34=54.4cm）

臀围最佳尺寸与比例：臀围 = 身高 ×0.542（身高160cm的标准臀围 =160×0.542=86.72cm）

大腿围最佳尺寸与比例：大腿围 = 身高 ×0.34-10cm

小腿围最佳尺寸与比例：小腿围 = 大腿围 -20cm

足颈围最佳尺寸与比例：足颈围 = 小腿围 -10cm

上臂围最佳尺寸与比例：上臂围 = 大腿围 ×0.5

颈围最佳尺寸与比例：颈围 = 小腿围

肩宽最佳尺寸与比例：肩宽 = 胸围 ×0.5-4cm

测一测，瘦身重点在哪里

经常听到爱美的"美眉"说，我的大腿太粗，我的腰太粗，可是你有没有科学而准确地测量过呢？不少的"美眉"一提到科学准确的测量方法还是一脸的茫然，现在，就让我们教给你一套科学而准确的测量身材的方法，然后再准确地找出我们的瘦身重点在哪里吧。我们所测量的身体各部位的围度，如果与上文中的最佳尺寸与比例高出20%，那这个部位就是我们减肥瘦身的重点了。

● **1. 胸围**

测量方法:脱掉上衣,身体直立,双臂自然下垂,软尺沿胸部上方最丰满处,水平围绕一周,紧贴皮肤但不能太紧。

● **2. 腰围**

测量方法:用软尺测量腰部最细的地方,肚脐以上 3cm 左右,软尺要保持不松不紧,紧贴皮肤。

● **3. 臀围**

测量方法:两腿并拢直立,两臂自然下垂,软尺水平放在臀部最丰满处,前后围绕身体一圈测量。

● **4. 大腿围**

测量方法:两腿分开与肩同宽,均匀用力的站立,软尺与地面平行,在大腿根下 3 厘米处测量。

● **5. 小腿围**

测量方法:两腿用力均匀站立,软尺与地面平行,测量小腿最丰满处。

● **6. 足颈围**

测量方法:软尺绕足颈最细处一周。

● **7. 上臂围**

测量方法:上肢自然下垂,测量肩关节与肘关节之间最丰满处。

● **8. 颈围**

测量方法:自然站立,下颌轻轻抬起,测量颈中部最细处。

● **9. 肩宽**

测量方法:两腿分开,与肩同宽,自然站立,测量两肩峰之间的距离。

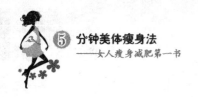
想一想为什么你瘦不下来

不少女性有这样的苦恼:"我尝试过各种减肥方法,但是怎么也瘦不下来","我每天都花大量的时间和精力减肥,但是没有效果",于是,减肥失败的苦恼开始成为你心头的阴影,不知道各位爱美的姐妹有没有科学的分析过瘦不下来的原因呢? 下面我们就来看一看瘦不下来的十大原因吧。

● 1. 没有正确的减肥观

正确的减肥观决定你是否能选择正确的减肥方法,如果不了解自己肥胖的原因而胡乱选择减肥方法的话,减肥是不会成功的。因此我们要了解自己的体质,找到肥胖的原因和部位,树立正确的减肥观,对症下药。

● 2. 锻炼不够

现在快节奏高压力的生活,也许您早已用电动车、摩托车、汽车代替了步行和骑自行车,一日三餐也许您会在餐馆吃两顿,大把的时间您可能都坐在办公室里埋头工作,殊不知脂肪就在这个时候悄悄堆积。运动量的不足,给脂肪的过度堆积提供的大量的机会。

● 3. 不能做到持之以恒

也许,您也曾运动过,但是坚持了多久呢? 是不是运动了三五天就放弃了呢? 是不是每天运动的时间不够呢? 要想减轻体重,就需要每星期进行至少 5 次的有氧运动锻炼,每次至少 30 分钟。如果你的时间允许还可以加大运动量,如果您的时间太紧,那么可以选择间歇训练,抓住晨起的 5 分钟,抓住等车的 5 分钟……因为研究表明,在你的身体锻炼之后,脂肪仍然在燃烧,如果你达不到上述的锻炼要求,肥胖自然就会向你招手了。

● **4. 睡眠不够**

不少人认为睡的时间越长越容易发胖，睡的时间越短越有利于减肥，其实不然。有关调查发现：每天睡眠不足 6 小时的人中肥胖比例为 33%；每天睡眠 9 小时或更多的人中肥胖比例为 26%；睡眠时间适中的人中肥胖比例为 22%。可见睡的多和睡的少都容易发胖，而且睡的少发胖的几率更高，如果你在瘦身过程中一直没有好的睡眠习惯，这也会导致你减肥不成功。

● **5. 温度过于舒适**

如果你坚持锻炼了，如果你的睡眠保持正常，可是你还是没有瘦下来，这就可能与舒适的温度有关系。最新研究表明，冬天室内温度太高也是导致肥胖的因素。因为天冷的时候我们用身体里的热量保持温暖，但是室内温度较高，人体消耗的热量就会减少，造成脂肪堆积，从而导致肥胖。

● **6. 无法拒绝美食**

虽然很多人一直想减肥，但是看到可口美味的美食还是经不住诱惑，饮食无法做到均衡的搭配，热量摄入过多，造成了脂肪的增长。尤其是有的人还喜欢吃宵夜、零食，这样更是不可取的。

● **7. 缺钙**

钙是人体必需的矿物质，缺钙是瘦不下来的原因之一。美国田纳西大学的迈克尔·泽摩尔博士提出，饮食中的钙参与决定能量是以脂肪的形式储存还是燃烧释放。饮食中的钙能明显抑制脂肪的生成，加快分解脂肪的速度，因此缺钙会使脂肪分解的速度放缓。

● **8. 到了平台期**

几乎谁都会在减肥期间碰到平台期。在最初减了几斤之后，效果就越来越差，直到毫无效果。产生这种情况的原因在于：①反复做同样的训练。不断挑战人体的承受极限才会有明显的减肥效果，要坚持 4 ~ 6 个礼拜就更换锻炼的一部分内容。②摄入热量不足。如果你没有摄入足够热量来维持活动量，体重实际上会停止减轻。③训练过头。如果你锻炼过于频繁，人体也会有减

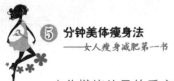

少你燃烧热量的反应。

● 9. 心理因素

除了以上原因，心理因素还是瘦不下来的原因之一。研究显示：男性抑郁容易瘦下来，而抑郁的女性则会变胖。这是因为，心情愉悦的时候，我们感到生活是美好的，从而自身也充满了活力，有运动的激情，能够保持苗条的身材。反之，如果情绪低落，对什么都不感兴趣，以懒洋洋的态度对待生活，脂肪自然容易堆积。

● 10. 经常变换减肥方法

不少女性对减肥的期望值过高，想在短时间内见到理想的减肥效果，对一种减肥方法坚持不了几天就开始更换，致使哪一种减肥方法也得不到长期有效的坚持，这也是减肥不成功的重要原因。

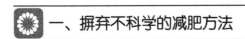

怎样才能科学有效的瘦身

有 80% 的年轻女性都在减肥或者准备减肥，在减肥的队伍中有 60% 的女性减肥失败或者半途而废，因此要想减肥成功就要选择适合自己的瘦身方式，那么怎样来选择适合自己的瘦身方式呢？

一、摒弃不科学的减肥方法

● 1. 节食减肥法

节食容易导致营养不良、精神萎靡、体力不支等现象，更严重的还会使身体免疫力降低，患上各种疾病。节食减肥的过程非常痛苦，令人很难坚持。并且，只要饮食量稍微增大，便会反弹，变得比以前更胖。

● **2. 药物、手术减肥法**

市场上的减肥药很多，手术的方法也有很多，广告词说的冠冕堂皇，可是看到药物和手术减肥使身体受到伤害的一个个实例，真是令人对这些减肥方法敬而远之，那么药物、手术减肥有哪里方法和危害呢？

（1）减肥药的种类及危害

①含轻泻剂或利尿剂：长期服用，会影响肾脏功能，肾是生命之源，一旦肾功能受到影响，代价没法衡量的。

②抑制食欲的药物：吃了这种药会让人没有食欲，像安非他命成分，但是服用后有失眠、神经质、晕眩口干、恶心、便秘等症状，而且还会有依赖性。

③加速代谢的药物：吃了这类药物能加速新陈代谢的速度，如含甲状腺素的药品等，但是长期服用后会有心悸、盗汗、内分泌失调的危险。

④饱胀填充剂：吃了药物能让你有饱胀感，如含甲基纤维的药品，在胃肠内吸收水分膨胀，使胃有饱足感，但是停止服用后则失效。

（2）外科手术法

①胃切除或胃分割术：这种方法是将胃的一部分切除，或者将胃的上部与胃的主要部位隔开，使胃的容量减少，食物通过胃的上部，直接到达肠内，达到控制食量的目的，如果饮食太多，则会引起恶心、呕吐，并还有胆结石、腹泻、厌食等并发症。

②抽脂：昂贵的手术费、高风险是抽脂减肥的最大特点，而且效果远不如想象中的好；会造成部分部位凹凸不平或有瘀痕，并且容易反弹。

③小肠截出法：将小肠截短，减少小肠吸收养分的面积和食物经过的时间，促使养分和热量很快随粪便排出，但是会有肝功能失调及死亡的危险，如果不是肥胖到影响健康的地步，绝不提倡使用这种手术。

✿ 二、养成良好的饮食习惯

要想科学、健康的瘦身，良好的饮食习惯非常重要，它直接关系你减肥

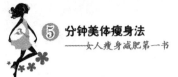

的成功与否，关系你身体的健康与否，那么良好的饮食习惯是什么样的呢？

● **1. 营养均衡**

饮食不能根据个人喜好而偏食、挑食，只吃自己喜欢吃的食物，营养不会全面。要注意营养均衡、荤素搭配，这是因为：荤食中的蛋白质、钙、磷和脂溶性维生素要比素食丰富的多，而素食中的不饱和脂肪酸、维生素、纤维素比荤食要丰富。所以，荤素搭配，各取所优，才能营养均衡。

● **2. 一日三餐合理搭配**

从食量上来说，如果一天吃一斤粮食的话，早中晚最好按照 3：4：3 的比例，这样能较好地适应生理和工作的需要。

从营养搭配上来说，早吃好，午吃饱，晚要少。不少人因为早晨、中午时间仓促，早中饭简单，而晚餐丰盛，殊不知丰盛的晚餐，是人变胖的重要原因之一。早餐应以低糖、低脂肪、高蛋白为主，像牛奶、豆浆、鸡蛋等；午餐也与早餐一样，以低糖、低脂肪、高蛋白为主，可吃用鸡、鱼、米、大豆制品等；晚餐则以高碳水化合物为主，可吃水果、米饭等。

● **3. 节制饮食，不能暴食暴饮**

俗话说得好，"要想身体好，吃饭不过饱"，吃地太饱，即使不喝酒，也会奇怪的出现酒醉状态，往往会昏昏欲睡。这是因为碳水化合物中的葡萄糖在胃里转变为酒精，所以人就会像喝了酒一样。除此以外，吃地太多，还能破坏胃肠道的消化吸收功能，引起肠胃病，而且由于膈肌上升，还会影响心脏活动，诱发心脏病。

如果节制饮食就能减轻肠胃功能的负担，而且身体处于半饥饿状态时，植物神经、内分泌和免疫系统受到一种良性刺激，促使内循环稳定，免疫力增强，提高人的抗病能力。并且血液中的糖浓度也会降低，胰岛素分泌就少，胆固醇的水平就降低，体内脂肪也会减少。

● **4. 心情要舒畅**

吃饭时情绪好，食欲增强，血液循环良好，胃肠的消化功能会增强，免疫力增强;如在吃饭时情绪压抑和郁闷,则会影响食欲,影响血液的正常循环,降低整个消化系统的功能,降低人的免疫力。

● **5. 饭前喝汤**

最新研究发现,饭前喝汤比直接吃饭要好。这是因为人在饥饿时马上吃饭对胃的刺激比较大,久而久之,容易发生胃病或消化不良。而饭前喝汤,就好像运动员的热身运动,刺激消化腺分泌足量消化液、减少对胃的刺激,为进食作好准备。

● **6. 站着吃饭**

医学家对用餐姿势研究表明,就餐时站立位最科学,坐式次之,而下蹲位是最不科学的。这是因为吃饭时,胃最需要新鲜的血液,而下蹲位吃饭时腿部和腹部受到挤压,血流不畅,使回心血量减少,造成胃的血液供应减少,从而导致胃病的发生。人们吃饭时大都采用坐式,主要是因为坐姿最为轻松。

● **7. 吃饭说话**

传统习惯认为,吃饭时不宜说笑,一是因为说话容易引起饭粒飞溅,极为不雅;二是因为对消化吸收不利。而现在一些保健专家则认为:吃饭时说笑,能够解除烦恼,使人保持畅快的心情,兴奋中枢神经,促进消化液大量分泌,使胃肠处于最佳消化状态。

● **8. 细嚼慢咽**

因为咀嚼能刺激唾液、胃液和胰液等消化液的分泌,为食物的消化提供原材料,细嚼则可使食物磨成更小的碎块,使其能够与唾液充分混合,便于消化和吞咽。

● **9. 定时定量**

饮食有规律,胃肠道的蠕动和休息也会有规律,这样会增加食物的消化吸收,使胃肠道的消化功能保持良好的状态,减少肠胃病的发生几率。

❋ 三、选择适合自己的运动方式

运动减肥是我们大家都知道的最健康的减肥方式，但是我们做哪些运动，怎么做呢？在不同的年龄阶段运动方式是否不同呢？下面我们就来看一看不同年龄阶段的不同运动方式。

二十多岁：可选择跳绳、跑步等两脚同时离地的有氧运动，或者拳击等运动方式。这些运动能够大量的消耗身体内的热量，强健肌肉，使人精力更加充沛。而且这些运动还能锻炼人的意志，培养自信心，缓解生活中的压力，激发创意。

三十多岁：可以选择爬山、登高、滑板运动、溜冰或者武术、健美操等来健身。这些运动除了减肥以外，还能加强臀部和腿部的肌肉弹性，更有助于培养活力、耐力，调节身体的平衡感和灵敏度，使身体变得更加轻盈。从心理上来说，爬山能培养人坚定的意志力和健康向上的积极思想，帮助你建立自信；溜冰令人愉悦、忘却生活中的烦恼；武术和健美操帮助你在冲突中保持冷静、自强与警觉性，还能有效增进专心的程度。

四十多岁：可选择随时都有一只脚保持与地面接触的有氧运动，比如快走、爬楼梯、网球、篮球等运动。对身体的好处是可以减少肌肉与骨骼间的压力，减少运动伤害的机会，强化双腿的肌肉锻炼。像爬楼梯和快走既可以出汗健身，又很适合城市中的上班族就近练习。网球、篮球则是可以锻炼全身，可以调节身体的灵活度与协调性，令人保持充沛的活力。从心理上来说，这些运动可以缓解生活中的压力，释放紧张的身心，让人神清气爽。比方说爬楼梯，可以有规律地控制自己的心情，使紧张的心情变得稳定。打网球、篮球等球类运动还可以培养人的社交能力，使人拥有更多的朋友，减轻压力和杂念。

五十多岁：适合的运动包括游泳、散步、划船，以及打高尔夫球等。游泳能使全身各部位的肌肉得到锻炼，很好的增加肌肉的弹性。而且由于有水的浮力支撑，比陆地上的运动要感到轻松，疗养者、孕妇、风湿病患者与年纪较大者特别适合；散步一是锻炼起来方便，再就是能够很好的锻炼腿部肌肉，改善肾功能；划船和打高尔夫球则可以锻炼身体的协调能力。从心理上来说，游泳既能令人振奋又能令人镇静，使人忘却杂务，培养专一的能力。划船和打高尔夫球则可以培养团队精神和令人更加专心和自律。

六十多岁以上：应该多做散步、交谊舞、瑜伽或水中有氧运动。散步不仅能锻炼双腿肌肉还能预防骨质疏松；交谊舞能增强全身的韵律感、协调感、培养审美感，非常适合不常运动的人尝试；瑜伽除了能使全身更富弹性与平衡感外还能使人平心静气，修养身心；水中有氧运动主要锻炼全身肌肉与增加身体的弹性，特别适合肥胖、孕妇或老弱者健身。这些运动都不属于激烈的运动，除了健身之外，它们还能愉悦身心，使人感到精神抖擞，感到生活的乐趣，保持年轻的心态。

瘦身后如何才能不反弹

凡是有减肥经历的 MM，除了有怎么都瘦不下来的烦恼，还有瘦身之后反弹的烦恼，"我减肥成功了，但是没有两个月又反弹了、这句话不知道听多少"美眉"说过，那么瘦身之后如何才能不反弹呢？其实很简单，只要你能做到以下两点就可以令反弹的烦恼远离你哟！

❋ 一、合理的饮食习惯

不要以为减肥成功了，就可以随便吃了，曾经受了委屈的肚子这下可以放松了，其实不然，良好的饮食习惯无论是在你减肥期间还是减肥之后都是非常重要的，好的习惯应该与你相伴一生的。

❋ 二、继续坚持运动

无论你采用什么样的瘦身方法，如果在减肥成功之后，就放弃运动，那

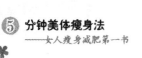
反弹绝对会随之而来，因此每天坚持运动半小时，是防止减肥反弹最好的办法。当然，如果你在减肥期间每天运动1小时，那么可以逐渐减少为每天运动45分钟，再逐渐减少为每天运动30分钟，有规律的运动才会使你保持苗条的身形，拥有健康有活力的体魄。

食物营养素，瘦身排毒好帮手

什么是食物营养素呢？是指食物内含有的能够供给生物体能量和维持生长发育及各种正常生理活动所需要的元素或化合物。现代医学研究表明，人体所需的营养素有上百种，这上百种营养素有的可以自身合成，但有的就必须由外界摄取，由外界摄取的大约有40余种，精细分后，可概括七大营养素，有蛋白质、脂肪、碳水化合物、无机盐（矿物质）、维生素、水和膳食纤维等7类。不同的营养素瘦身排毒的功效也不相同，比如：吃红薯可以刺激肠胃蠕动，以达到排毒通便的功效，吃黑木耳可以润肠通便等，那么，哪些食物营养素可以帮助我们瘦身排毒呢？下面我们就去认识一下这七大营养素的功效、食物来源以及与减肥瘦身的关系，让它们成为我们瘦身排毒的好帮手。

❀ 一、蛋白质

蛋白质是维持生命的物质基础，蛋白质是细胞结构的主要成分，我们的皮肤、肌肉、血液、毛发等等，都是以蛋白质为主要成分的形式存在的。

蛋白质的主要功用有：

（1）维持机体的生长，因为人在生长与发育期间，需要增加许多由蛋白构成的新的细胞和组织。

（2）修复肌体。随着人体的生长有很多新的细胞产生，也有很多旧的细胞和组织在消耗与破坏，这些需要蛋白质随时修补。

（3）供给能量。每1克蛋白质在体内氧化，可供4千卡热量。

（4）合成酶与激素。对体内进行生化调节的各种酶和部分激素，都是由蛋白质合成的。如胰岛素、甲状腺素及一些大脑垂体的分泌物等。

（5）增强抵抗力。血液中球蛋白的一部分是可以用来抵抗传染病原的抗体，因此缺乏蛋白质的人抗传染病的能力就差。

（6）调节渗透压力。血液中的血浆蛋白，能够调节渗透压力，如果血浆蛋白质过低，就会产生水肿现象。

（7）维持血液正常酸碱度。血液蛋白能帮助维持血液的正常酸碱度。

蛋白质的来源：

● **1. 动物性蛋白质**

以乳类、肉类、鱼类、蛋类、虫类为其主要来源。

● **2. 植物性蛋白质**

以豆类、谷类、硬果类为其主来源。一般绿色蔬菜中蛋白质含量高于浅色蔬菜。

蛋白质与肥胖的关系：

蛋白质和脂肪之间是不会互相转化的，因此蛋白质摄入量的多少从本质上来说和肥胖没有关系，因此我们在饮食上要注意多吃蛋白质含量较高的食物。

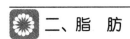

二、脂　肪

脂肪是储存和供给能量的主要营养素。脂肪的主要功用有：

（1）供给热能。脂肪是高热量的一种能源物质，是贮存能量的"燃料库"，它所产生的热量是蛋白质或碳水化合物的2.25倍。

（2）是细胞的重要成分。磷脂、胆固醇等类脂质是构成细胞的重要成分。

（3）供给必需脂肪酸。像亚油酸、亚麻酸和花生四烯酸这几种不饱和脂

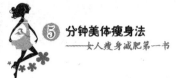

肪酸，是在体内不能合成的，必须由食物供给，因此成为必须脂肪酸，而这些脂肪是可以供给的。

（4）促进脂溶性维生素的吸收。

（5）维持体温和保护脏器。脂肪能够保暖隔热，因此是可以维持体温的，同时身体内的脂肪还能支持保护内脏。

（6）还能调节膳食的口味。用油拌过和烧过的菜会香味扑鼻，油炸的食品香脆可口。

脂肪的主要来源：植物性脂肪主要贮藏于植物的种子里。如黄豆、花生、菜籽、芝麻、油茶、胡麻、红花等。食用的动物性脂肪主要是动物肉、体内贮藏的油脂，还有乳汁、肝脏、蛋黄等。

脂肪与肥胖的关系：人体内脂肪含量的增高与肥胖的程度成正比，脂肪含量过高是造成身体肥胖的重要原因，那么我们每天应该摄入多少脂肪呢？成年人每天脂肪的摄入量为 50～130 克之间为正常量，既可以使机体维持正常的生理代谢还可以是我们保持苗条的身材。

✿ 三、碳水化合物

碳水化合物又叫糖，是人体热能的主要来源。

碳水化合物的主要功用：

（1）供给热能。1克碳水化合物在体内可产生 4 千卡热能。

（2）构成神经组织和细胞。

（3）保肝、解毒。当肝糖原储备充裕时，对酒精、四氯化碳、砷等有害化学物质就有较强的解毒功能，并有利于保护肝脏免受有害物质的损害。

（4）抗生酮作用。脂肪在体内氧化靠碳水化合物供给能量，当碳水化合物供给不足，脂肪氧化不全时，产生酮体，在体内积累过多产生酸中毒。

（5）供给食物纤维。主要包括纤维素、半纤维素、木质素和果胶等，统称为食物纤维。有助于通便和预防结肠癌、冠心病、糖尿病、便秘等病症。

糖的食物来源：有糖和糖果、面、米、薯类、豆类等各种杂粮中。各种蔬菜、水果、动物肉类也含有碳水化合物。

碳水化合物与肥胖的关系：如果每天摄入的碳水化合物过多，那么多余的碳水化合物一方面合成肝糖原、肌糖原，储存起来以备人体碳水化合物摄入不足时使用；另一方面则会大量的转变成脂肪。因此碳水化合物摄入量过多也会导致身体肥胖。成年人每天碳水化合物的摄入量不超过32克为正常。

❀ 四、矿物质

矿物质也叫做无机盐，虽然在人体内的含量比较少，约占人体重2.2%～4.3%，但它们是构成身体组织和调节生理功能所不可缺乏的营养物质。其中含量较多的有钙和磷，像铁、锰、铜、碘、钴、氟、锌等含量极微，通称为微量元素。

矿物质的主要功用：

（1）它们和蛋白质是很好的朋友，它们在一起，维持着各组织一定的渗透压力，对维持机体的酸碱平衡起着重要的作用。

（2）组成机体内一些特定生理功能的物质离不开矿物质。如甲状腺素中的碘、胰岛素中的锌。

（3）矿物质可使肌肉、神经具有一定兴奋性。如钾、钠、钙、镁等。

（4）是构成酶的成分。

（5）是构成骨骼的主要成分。

下面介绍几种重要矿物质的作用及食物来源：

● 1. 钙

钙的作用：①是构成骨骼、牙齿和一般软组织的重要组成成分。②帮助血液凝固。③激活机体内许多酶系统。

缺钙的影响：①小儿如果长时期缺钙，会造成生长缓慢，还有可能患软骨病。②成人如果长期缺钙，可导致手足抽筋、骨质疏松等。

钙的食物来源：①牛奶、羊奶等各种乳类。②虾、蟹等贝壳类。③骨汤。④各种绿色蔬菜。⑤黄豆、绿豆等豆类。⑥多种水果。

● 2. 磷

磷的作用：①构成骨、齿、细胞核蛋白、磷脂、辅酶的重要材料。②体内物质的储存、转移、代谢需磷的化合物为中介。③调节酸碱平衡。

磷的食物来源：来源于肉、蛋、奶、粗粮、豆类、蔬菜等。

● 3. 铁

铁的作用：是红细胞中的血红蛋白的重要组成成分。

缺铁的影响：缺铁常常会造成缺铁性贫血。

铁的食物来源：含铁丰富的食物有芝麻、木耳、肝、蛋黄、瘦肉、绿叶蔬菜、番茄、豆类和谷类等。

● 4. 锌

锌的作用：①是许多重要酶的组成成分。②维护红细胞膜的完整以及在造血过程中起着重要作用。③增强免疫力，维持人体正常食欲。

缺锌的影响：①会造成心脏病、肝脾肿大、性功能减退。②孕妇严重缺锌会造成胎儿畸形，③儿童缺锌会食欲不振，影响生长发育。

锌的食物来源：海产品、奶类、肉类、水果等。

● 5. 碘

碘的作用：是甲状腺素的重要原材料，甲状腺素能调节体内的基础代谢，维持机体的正常功能。

缺碘的影响：可引起甲状腺肿大，使甲状腺分泌减少，常说的大脖子病就是缺碘引起的。

碘的食物来源：海带、紫菜、海虾、海鱼、海盐等。

矿物质与肥胖的关系：

人群实验结果表明：肥胖人群的矿物质摄入量相对不足，因为矿物质的缺乏导致代谢的紊乱，因此补充多种矿物质能明显降低体重，提高机体的代谢水平，在膳食中要注意补充钙、镁、锌、铁、铬等矿物质。

✾ 五、维生素

维生素的种类很多，它的主要作用是维持生长发育，调节新陈代谢，可促进酶的活力，与酶关系密切，是人体所必需的一类营养素。它们不能在体内合成，或合成量不足，必须由食物供给。

下面介绍几种重要的维生素作用及食物来源：

● 1. 维生素A

维生素A作用：①促进生长发育、保护上皮组织、保护视力。②可润滑皮肤、强健皮肤。③有增强人体免疫力、抗癌的功能。

缺乏维生素A的影响：①会引起上皮组织萎缩、角化、抵抗力下降、患夜盲症及干眼病等。②会影响儿童生长发育，导致大脑发育迟缓、智力低下。

但绝对不能盲目过量补充，因为盲目过量补充可引起毒性反应，严重的还会促进癌的发展。

维生素A的食物来源：动物肝脏、蛋黄、奶油、黄油，蔬菜、水果中含有的胡萝卜素在体内也可以转化成维生素A。

● 2. 维生素B

维生素B作用：①是构成酶的主要成分。②参与物质代谢，增进食欲，促进生长发育等等。

缺乏维生素B的影响：可能患脚气病、口角炎、舌炎、唇炎及阴囊炎等疾病。

维生素B的食物来源：花生仁、动物内脏、蛋类、奶类、豆类和新鲜蔬菜等。

● 3. 维生素C

维生素C的作用：①可维持牙齿、骨骼、血管的正常功能。②增强身体的抵抗能力，参与新陈代谢。③有抗衰老、预防坏血病、抗癌的作用。

维生素C的食物来源：豆芽、鲜枣、山楂、柑、橙、鲜辣椒、白菜、菠菜、萝卜、沙棘果、柠檬等。

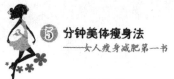
● **4. 维生素E**

维生素E的作用：①抗衰老，有"青春素"之称。②促进细胞分裂和性腺功能。③提高免疫力，预防癌症。

维生素E的食物来源：麦胚、蛋黄、卷心菜、菜花、芝麻、花生等。

维生素与肥胖的关系：

研究表明：肥胖者不仅热能代谢不平衡而且存在维生素的等微量元素的失调，而这种失调又能加剧热能代谢的失调，造成身体肥胖。要想纠正维生素的失调，就要全面补充各种维生素，尤其是要注意维生素B_2、维生素C及维生素A与胡萝卜素的补充。

✿ 六、水

水在人体内所占的比例最大，是生命的源泉，是人体最重要的组成部分。如果没有水，人只能活几天。正常成年人体重的70%左右是水，婴儿体重的80%左右是水，老年人身体55%是水。每人每天每公斤体重需水约150毫升，可以用150毫升乘上体重的公斤数得出每人每天的需水量。

水的来源：各种食物和饮水。

✿ 七、膳食纤维

膳食纤维是指人体消化系统未消化的可食用的植物细胞残存物。不要以为它没有被消化，就没有功效，其实它是人体必需的营养平衡素。

膳食纤维的作用：①润肠通便。②有效调节脂类的高低和糖类的浓度。③调节体质的酸碱度，控制体重。

膳食纤维的食物来源：胡萝卜、黄豆、玉米、燕麦、大麦、各种水果等。

膳食纤维与肥胖的关系：

缺乏膳食纤维可以导致身体肥胖，膳食纤维的摄入量增大可防止热能的过多摄入。世界粮农组织要求膳食纤维每日的摄入量最低为：27 克；中国营养学会：2000 年最新颁布中国居民膳食营养素参考摄入量为每日 30.2 克。

从上面的食物营养素可以看出，蔬菜和水果不仅营养丰富，而且热量极低，经常饮用蔬果汁可以帮助我们通肠排毒，赶走堆积的脂肪，它健康、科学，制作起来方便简单，因此受到减肥人士的青睐。那么要想自制美味可口的蔬果汁需要什么工具呢？

一、削皮器

选择理由：削皮器使用起来方便、快捷，还能避免在削皮过程中受伤。像苹果、梨、香瓜、胡萝卜这些带皮的水果，使用削皮器非常适合。

使用方法及注意事项：使用时要由内往外用力削，用后要用水清洗干净，削皮器上两侧如果夹住或蘸上水果渣，可用小毛刷、牙刷清洗。

二、切丝器

选择理由：需要切成丝的水果或者蔬菜，使用切丝器将会更快。像胡萝卜丝、土豆丝等。

使用方法及注意事项：把需要切丝的蔬菜或水果放在切丝器上，朝一个方向用力拉，但不要用力过猛，尤其是快要切完时要格外小心，以免手被切丝器擦伤。用完后要及时冲洗，以免残留果蔬腐烂，使切丝器生锈。

✿ 三、水果刀

选择理由：削皮器不能代替水果刀，因为在做果蔬汁的过程中，更多的时候需要把果蔬切成小块。

使用方法及注意事项：使用过程中要小心谨慎，不可切伤手指，用完后用水清洗干净，放到儿童不易够到的地方。

✿ 四、水果挖球器

选择理由：如果要取西瓜、香瓜、哈密瓜等这类水果的果肉用挖球器比用水果刀要快捷方便的多。

使用方法及注意事项：直接用挖球器挖出水果即可，但要注意安全，用后用清水冲洗干净，以防滋生细菌和生锈。

✿ 五、果汁机

选择理由：可将水果或蔬菜榨成汁，但是果汁机本身没有过滤网，榨出来的汁是果汁和纤维渣混合在一起，成浓稠状，因此适合细纤维和含有淀粉的水果，比如香蕉、芒果、甜瓜、木瓜、香瓜等等。

使用方法及注意事项：带皮、带籽的蔬果要先去皮和籽，将食材切块，可在果汁机中加入超过刀片高度的水。用完后及时清洗，但是千万不要把果汁机直接放在水里，以免电器部分遇水。

✿ 六、果蔬榨汁机

选择理由：它与果汁机不同的是，可将果汁和果渣区分开，榨出来的是清澈的汁液，特别适合果实坚硬、膳食纤维丰富的蔬果，如胡萝卜、芹菜、苹果、菠萝、苦瓜、大黄瓜等。

使用方法及注意事项：果皮果核要先去掉，将果蔬切成合适的块。用后用水清洗，晾干，网冲洗不干净可以用毛刷清洗。

七、压汁机

选择理由：压汁机，顾名思义，就是将果汁压出来，主要是适合橙子、柑橘、柠檬等柑橘类水果和像西红柿这类含汁水较多的蔬菜。

使用方法及注意事项：把水果或者蔬菜横切呈片状，放在压汁机中挤出汁液。使用后要用水冲洗，或用海绵、毛刷详细清理果蔬残渣。

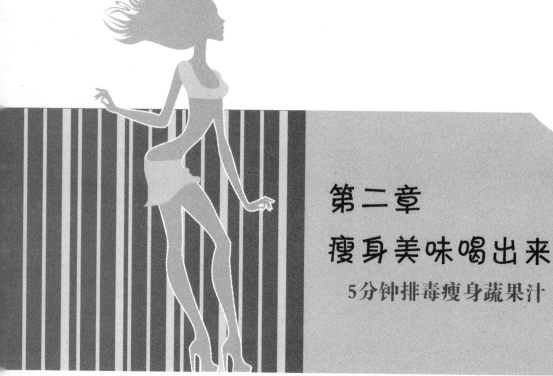

第二章

瘦身美味喝出来

5分钟排毒瘦身蔬果汁

关于瘦身蔬果汁

瘦身蔬果汁就是饮用蔬果汁进行瘦身排毒的方法，它与直接吃水果和蔬菜相比的好处是：它的营养更容易吸收，而且几种水果或蔬菜混合在一起可以使营养更加丰富、均衡，更重要的是蔬果汁能够刺激肠胃蠕动，帮助消化，促进人体排出有毒的代谢物质，进而达到排毒瘦身的作用，每天轻松5分钟就可以榨出美味可口的蔬果汁。不过，饮用果蔬汁毕竟不同于吃水果蔬菜，因此我们要了解相关的注意事项：

（1）一定要挑选新鲜的时令果蔬，在冰箱放时间长的蔬果，维生素含量会逐渐减少。

（2）在加工之前一定要清洗干净。

（3）最好选择两三种不同的水果、蔬菜，并且经常变化搭配，这样可使营养更加的丰富均衡。果蔬渣含有丰富的膳食纤维，最好不要扔掉，可搅拌蜂蜜食用。

（4）一定要"现打现喝"，因为新鲜的蔬果汁维生素含量最丰富，放置时间过久的蔬果汁维生素的效力会遭到光线和温度的破坏，营养价值降低。榨出来的果蔬汁要在20分钟内喝完，如果喝不完要放在冰箱冷藏。榨汁要适量，不要一次榨得过多，携带要放在密封容器中，以免受到污染。

（5）喝蔬果汁的时间为早上、饭后2小时最好，早上最为理想，睡前不要饮用，以免增加肾脏的负担。

（6）最好不要在蔬果汁中加糖，因为糖分解时，会增加维生素B群的损耗及钙、镁的流失，降低营养。如果感觉蔬果汁口味不好，可多加放甜味较重的水果，如哈密瓜、凤梨作为搭配，或者加放少量的蜂蜜。

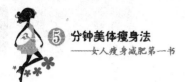
（7）肾病、糖尿病患者不适合经常饮用蔬果汁。

（8）如果嫌蔬果汁太凉可加入根茎类蔬菜或五谷粉、糙米。

苹果胡萝卜汁

【所选食材】苹果（中型）1个，胡萝卜（中型）1根，柠檬汁15毫升，蜂蜜10毫升。

【营养价值】含有丰富的维生素A、维生素C、柠檬酸、苹果酸、钙、铁、钾、膳食纤维等。

【瘦身功效】提神、养颜，促进新陈代谢，加速体内毒素的排除等。

【制作方法】

1. 将苹果和胡萝卜洗净，去皮切成小块。

2. 把苹果块和胡萝卜块放入榨汁机中，加凉开水榨汁。

3. 加入蜂蜜和柠檬，搅拌均匀即可饮用。

苹果菠萝汁

【所选食材】菠萝1/5个、苹果1个、凉开水200毫升。

【营养价值】含有丰富的酶、维生素A、维生素B、维生素C、维生素E、铁、磷、纤维素等。

【瘦身功效】清肠消脂、帮助消化，促进新陈代谢等。

【制作方法】

1. 将苹果、菠萝去皮后切块。

2. 放入榨汁机中，加水榨汁，搅拌均匀后饮用。

苹果草莓汁

【所选食材】苹果1个、草莓200克、蜂蜜10毫升。

【营养价值】丰富的维生素、果胶、膳食纤维。

【瘦身功效】帮助消化、通便排毒，促进新陈代谢等。

【制作方法】

1. 将苹果洗净、去皮、核，切成小块，草莓去蒂，洗净切块。

2. 放入榨汁机中，加水榨汁。

3. 加入蜂蜜，搅拌均匀即可。

 ## 苹果绿茶优酪乳

【所选食材】苹果1个、优酪乳200毫升、绿茶水适量。

【营养价值】含有丰富的维生素、果胶、叶酸、钙、磷、钾等矿物质以及膳食纤维。

【瘦身功效】可降低身体对糖类的吸收，促进肠胃蠕动，通便排毒等。

【制作方法】

1. 将苹果洗干净、去掉皮和核，切成小块，放入榨汁机内榨汁。

2. 加入绿茶和优酪乳，搅拌均匀即可。

苹果苦瓜牛奶汁

【所选食材】苹果1个、苦瓜100克、牛奶150毫升、蜂蜜30毫升。

【营养价值】丰富的维生素、蛋白质、纤维素、氨基酸、磷、铁等矿物质。

【瘦身功效】去火通便，消夏解暑，降脂排毒，减肥养颜等。

【制作方法】

1. 将苹果去皮、去籽，切成小块，放入榨汁机中榨汁。

2. 把苦瓜洗净、切开去籽，切成小块，加入果蔬榨汁机中榨汁。

3. 将苦瓜汁和苹果汁混合，加入牛奶和蜂蜜，搅匀即可。

 ## 苹果冬瓜柠檬汁

【所选食材】冬瓜 100 克、苹果 1 个、柠檬 1 个、蜂蜜适量。

【营养价值】含有丰富的维生素，柠檬酸、苹果酸、丙醇二酸等酸类及矿物质等。

【瘦身功效】降脂减压、促进肠胃蠕动、健脾美容、利尿通便、抑制糖类转化为脂肪等。

【制作方法】

1. 将冬瓜洗净、削皮、去籽，柠檬去籽切片，苹果可以不削皮但去核切块。

2. 将三种食材放入榨汁机中榨汁。

3. 将汁液放在火上煮开，生食也可。

4. 加入少许蜂蜜，搅匀即可饮用。

 ## 苹果菠菜汁

【所选食材】苹果 1 个、菠菜 1 根、蜂蜜适量。

【营养价值】含有蛋白质、维生素、苹果酸及丰富的铁等矿物质。

【瘦身功效】补血美白、帮助消化、清理肠胃热毒、润肠通便等。

【制作方法】

1. 将苹果洗净，去皮及籽，切成小块。

2. 将菠菜摘洗干净，切成小段。

3. 将苹果、菠菜果汁机中榨汁。

4. 加入适量蜂蜜调匀即可。

 ## 苹果芹菜汁

【所选食材】苹果 1 个、芹菜 1 根、柠檬汁和蜂蜜少许。

【营养价值】含有丰富的维生素、苹果酸、纤维素、钙、铁、镁等。

【瘦身功效】帮助睡眠、修复受损神经,促进胃液的分泌,加速脂肪的分解、减肥瘦身等。

【制作方法】

1.将芹菜洗干净,切成小段;苹果洗净,去皮,去核,切成小块。

2.将芹菜放入果蔬榨汁机中,榨成汁,过滤菜渣;苹果块放入榨汁机中,榨成汁。

3.将芹菜汁、苹果汁混合,加入柠檬汁和蜂蜜适量,搅匀即可。

 苹果黄瓜汁

【所选食材】黄瓜1根、苹果1个、柠檬汁或蜂蜜适量。

【营养价值】葫芦素、黄瓜酶、维生素、丙醇二酸、铬、铁、钙等。

【瘦身功效】抗癌、提高免疫力,美容润肤、抑制糖类转化为脂肪,促进新陈代谢等。

【制作方法】

1.苹果洗净、去核、切成小块;黄瓜洗净,也切成小块。

2.加入榨汁机中榨汁。

3.放入柠檬或者蜂蜜调味,搅匀即可。

 苹果小白菜汁

【所选食材】小白菜2棵、苹果1个、蜂蜜少许。

【营养价值】丰富的维生素、苹果酸、果胶、纤维素和钙、锌等。

【瘦身功效】抗癌补血、预防骨质疏松、美容养颜、刺激肠胃的蠕动、帮助消化、排毒通便等。

【制作方法】

1.将小白菜洗净、在热水中焯一下,切成小段。

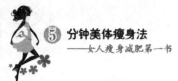

2. 将苹果去皮，去核，切成小块。

3. 将小白菜和苹果放入榨汁机中，榨汁。

4. 加入蜂蜜少许调味，搅匀即可。

苹果西红柿汁

【**所选食材**】西红柿 1 个、苹果 1 个、蜂蜜或糖少许。

【**营养价值**】丰富的维生素、酸、钙、磷、铁等。

【**瘦身功效**】美白养颜、加速新陈代谢，促进胃肠的蠕动，排毒通便等。

【**制作方法**】

1. 将西红柿洗净，用开水烫一下去皮。

2. 把西红柿放入压汁机中压汁。

3. 将苹果洗净、去皮，切成小块，放入榨汁机中榨汁。

4. 将西红柿汁和苹果汁混合，加入少许蜂蜜或者糖，搅匀即可。

苹果鳄梨汁

【**所选食材**】鳄梨 1 个、苹果 1 个、蜂蜜或牛奶少许。

【**营养价值**】含多种维生素、果酸、丰富的脂肪、糖、蛋白质、纤维素，钠、锌、钾、镁、钙等。

【**瘦身功效**】保护肝脏、增强记忆力、美容养颜、促进肠胃蠕动、排毒通便、减肥瘦身。

【**制作方法**】

1. 将鳄梨和苹果去皮、去核，切成小块。

2. 把食材放入榨汁机中榨汁。

3. 倒入杯中后，加入少许蜂蜜或牛奶调味，搅匀即可。

苹果橘子汁

【所选食材】苹果 1 个、橘子 1 个、蜂蜜或牛奶少许。

【营养价值】含有多种维生素、纤维素、果胶、糖、钙、铁、锌等。

【瘦身功效】增强记忆力、美容养颜、生津止渴、帮助消化、刺激肠胃的正常蠕动、预防便秘等。

【制作方法】

1. 将苹果洗净、去核，切成小块；将橘子去皮，分瓣。

2. 将苹果和橘子放入榨汁机中榨汁。

3. 倒入杯中后加入少许蜂蜜或牛奶调味，搅匀即可。

 苹果鲜枣汁

【所选食材】苹果 1 个、新鲜红枣 10 颗、蜂蜜少许。

【营养价值】含有丰富的维生素、蛋白质、膳食纤维、果酸、核酸、锌等矿物质。

【瘦身功效】增强记忆力，刺激肠胃蠕动，通便排毒，减肥瘦身等。

【制作方法】

1. 将新鲜红枣、苹果清净去核，苹果去皮，切成块，都用开水烫一下。

2. 将红枣和苹果放入榨汁机中，加适量白开水榨汁。

3. 在榨出的果汁中加入少许蜂蜜搅匀即可食用。

 苹果冬瓜汁

【所选食材】冬瓜 150 克、苹果 1 个、柠檬 1/2 个或者适量的柠檬汁。

【营养价值】含有丰富的维生素，钾盐，丙醇二酸，膳食纤维、苹果酸以及丰富的矿物质。

【瘦身功效】能够利水消肿，有效的抑制糖类转化为脂肪，刺激肠道蠕动，

减肥瘦身等。

【制作方法】

1. 将冬瓜削皮去瓤，切成小块，苹果去核切成块，将柠檬切成片。

2. 将冬瓜和苹果放入榨汁机中，加水榨汁，把柠檬片放入压汁机中压汁。

3. 在所榨的汁中加入适量柠檬，搅匀，既可以生喝，也可以放在火上加热。

苹果芒果柳丁汁

【所选食材】芒果2个、柳丁1/2个、苹果1个、蜂蜜少许。

【营养价值】含有丰富的维生素A、维生素C，粗纤维、果胶、糖、蛋白质、钙、铁、磷，芒果还含有胡萝卜素等。

【瘦身功效】清肠胃、抗癌、美容、益眼、促进新陈代谢，治疗便秘等。

【制作方法】

1. 将芒果、柳丁、苹果洗净、去皮、去核，切成小块。

2. 把水果块放入果汁机中加适量白开水榨汁。

3. 加入少许蜂蜜搅匀即可饮用。

苹果猕猴桃菠萝汁

【所选食材】猕猴桃2个、菠萝1/2个、苹果1个、适量蜂蜜。

【营养价值】含有丰富的维生素C、维生素B、维生素D和丰富的钙、磷、钾，猕猴桃的钙含量是香蕉的2倍。

【瘦身功效】降低胆固醇、排除体内毒素，美容养颜，清肠通便，减肥瘦身。

【制作方法】

1. 将猕猴桃、菠萝、苹果洗净去皮去核，切成小块。

2. 把三种水果块放入榨汁机中加适量白开水榨汁。

3. 加入适量蜂蜜搅匀即可，蜂蜜的量可根据自己的口感调和。

苹果西红柿卷心菜汁

【**所选食材**】西红柿 2 个、苹果 1 个、卷心菜 50 克、蜂蜜适量。

【**营养价值**】含有丰富的维生素、苹果酸、果胶、膳食纤维及钙、铁等矿物质。

【**瘦身功效**】美容养颜、通便排毒，清肠瘦身等。

【**制作方法**】

1. 将西红柿洗净，苹果去皮洗净，卷心菜洗净，都切成小块。

2. 把三种食材放入果蔬榨汁机中加适量白开水榨汁。

3. 加入少许蜂蜜搅匀即可饮用。

 ### 芹菜牛蒡汁

【**所选食材**】牛蒡 1 根、芹菜 1 根、蜂蜜 10 毫升。

【**营养价值**】丰富的维生素、膳食纤维、钙、磷、铁等矿物质。

【**瘦身功效**】健胃清肠，清理血液中的垃圾，促进消化、新陈代谢等。

【**制作方法**】

1. 将牛蒡削皮、洗净，切成小段，芹菜洗净，切成小段。

2. 放入榨汁机中加水榨汁。

3. 加入蜂蜜，搅拌均匀可饮用。

芹菜汁

【**所选食材**】鲜芹菜、蜂蜜适量。

【**营养价值**】含有丰富的蛋白质、维生素、纤维素、钙、铁、磷等矿物质。

【**瘦身功效**】健胃利尿，止血降压、通便排毒等。

【**制作方法**】

1. 将芹菜洗净，切成小段。

2. 将芹菜段放入果蔬榨汁机中，加适量的水榨汁。

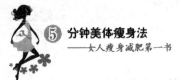
3. 放入蜂蜜，搅匀即可。

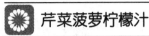 **芹菜菠萝柠檬汁**

【所选食材】芹菜 1 根、菠萝 100 克、柠檬 1/2 个、盐、果糖或蜂蜜适量。

【营养价值】含有丰富的柠檬酸、维生素、纤维素及丰富的矿物质。

【瘦身功效】消炎止咳、降压利尿、净化血液、润肠通便、促进新陈代谢，排除体内毒素，减肥美容等。

【制作方法】

1. 将菠萝去皮、切块，用盐水泡一下。

2. 将芹菜切成小段、柠檬切成片。

3. 将芹菜和菠萝放入果蔬榨汁机中榨汁，将柠檬用压汁机压汁，也可以与芹菜和菠萝一起放入果蔬榨汁机。

4. 将汁液混合，加入果糖或者蜂蜜少许，搅匀即可。

芹菜菠菜汁

【所选食材】菠菜 2 根、芹菜 1 根、蜂蜜少许。

【营养价值】含有胡萝卜素、维生素、纤维素、叶酸、铁、钾、锌等。

【瘦身功效】补血美容、明目，帮助消化、增加食欲，加速脂肪分解，减肥瘦身等。

【制作方法】

1. 将菠菜、芹菜洗净，切成小段。

2. 放入果蔬榨汁机中榨汁，过滤菜渣。

3. 倒入杯中后，加入少许蜂蜜调味。

芹菜西红柿汁

【所选食材】芹菜 1 根、西红柿 2 个、蜂蜜、柠檬汁少许。

【营养价值】丰富的维生素、烟酸、叶酸、纤维素、蛋白质、果胶及矿物质。

【瘦身功效】降压止血、美白养颜、健胃、利尿,刺激胃肠的蠕动,预防便秘,减肥瘦身等。

【制作方法】

1. 将西红柿洗净去皮,切成小丁;芹菜去叶、洗净、切成小段。

2. 将番茄、芹菜,放入果蔬榨汁机中榨汁。

3. 加入柠檬和蜂蜜少许调味,搅匀即可。

 ## 芹菜西瓜汁

【所选食材】芹菜 1 根、西瓜 100 克、蜂蜜适量。

【营养价值】含有蛋白质、维生素、膳食纤维、糖、钙、磷、铁、钾、氨基酸等。

【瘦身功效】消肿利尿、健胃降压,预防便秘、减肥美容等。

【制作方法】

1. 将芹菜洗净,放入沸水中焯一下,切成小段,放入果蔬榨汁机中榨汁。

2. 用挖球器将西瓜瓤挖出,去籽榨汁。

3. 将芹菜汁和西瓜汁混合,加入少许蜂蜜,搅匀即可。

 ## 西红柿马蹄饮

【所选食材】马蹄 200 克、西红柿 200 克、蜂蜜适量。

【营养价值】丰富的淀粉、蛋白质、苹果酸、柠檬酸、钙、磷、铁及丰富的维生素等。

【瘦身功效】清热排毒,补血益气,生津解渴,帮助消化,利尿润肠等。

【制作方法】

1. 把马蹄洗净,去皮,切成小块,加水榨汁。

2. 番茄洗净,切片或者切成块,放入压汁机中压汁。

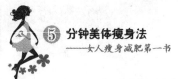
3. 将马蹄和番茄的汁液混合，加入蜂蜜，搅匀即可饮用。

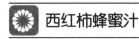 **西红柿蜂蜜汁**

【所选食材】西红柿 1 个、蜂蜜 10 毫升、矿泉水或凉开水水适量。

【营养价值】除了含有丰富的番茄红素、维生素、碱性元素、纤维素、果胶、有机酸外，还含有一种抗癌物质——谷胱甘肽。

【瘦身功效】美容养颜、帮助消化脂肪和蛋白质，抗菌消炎、利尿通便等。

【制作方法】

1. 将西红柿洗净，用热水烫一下，去皮，切成片或者块。

2. 将西红柿片、或块倒入压汁机中压汁。

3. 倒入蜂蜜和适量的水，搅拌均匀。

西红柿芹菜黄瓜汁

【所选食材】西红柿 1 个、芹菜 1 根、黄瓜 1 根、蜂蜜少许。

【营养价值】含有丰富的维生素、纤维素、酸类及铁等矿物质。

【瘦身功效】保护血管、预防高血压，美容养颜，促进胃液的分泌及新陈代谢，分解脂肪，润肠排毒等。

【制作方法】

1. 将三种材料洗净切成小块，西红柿可以先烫一下去皮。

2. 放入果蔬榨汁机中榨汁，过滤果渣。

3. 加入少许蜂蜜，搅匀即可。

西红柿胡萝卜汁

【所选食材】西红柿 2 个、胡萝卜 1 根、蜂蜜少许。

【营养价值】含有丰富的胡萝卜素、维生素 B 和 C，酸类和矿物质。

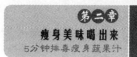

【**瘦身功效**】健胃消食、生津止渴、明目美容、降压护肝、抗癌通便等。

【**制作方法**】

1. 将胡萝卜、西红柿洗净，切成小块。

2. 将胡萝卜和西红柿一起放入榨汁机中榨汁。

3. 加入少许蜂蜜，搅拌均匀即可。

 ## 西红柿橙汁

【**所选食材**】西红柿 1 个、甜橙 1 个、蜂蜜少许。

【**营养价值**】含有丰富的维生素 A、维生素 B，酸类、纤维素、钙、铁等。

【**瘦身功效**】生津止渴、健胃消食、降压美白、促进肠胃蠕动，清肠通便，减肥瘦身等。

【**制作方法**】

1. 将西红柿洗净、切成小块，橙子洗净去皮、切成片。

2. 将西红柿放入榨汁机中加适量的水榨汁。

3. 将橙子放在压汁机中压汁。

4. 混合两种汁液，加入少许蜂蜜，搅匀即可。

 ## 西红柿牛奶汁

【**所选食材**】西红柿 1 个、牛奶 250 毫升、蜂蜜少许。

【**营养价值**】丰富的维生素、蛋白质、酸类、钙、铁等。

【**瘦身功效**】美白补血、生津润燥、帮助消化、刺激胃肠的正常蠕动，通便减肥等。

【**制作方法**】

1. 将西红柿洗净，切成小块。

2. 把西红柿和牛奶一起带入榨汁机中榨汁。

3. 倒入杯中后，加入少许蜂蜜搅匀即可。

西红柿西瓜汁

【所选食材】西瓜 1/6 个、西红柿 1 个、蜂蜜少许。

【营养价值】含有丰富的维生素、番茄素、苹果酸、柠檬酸、糖类、铁等。

【瘦身功效】抑菌抗癌、美容养颜、帮助消化、促进新陈代谢，通便排毒，减肥瘦身等。

【制作方法】

1. 将西红柿洗净，切成小块。

2. 西瓜去皮、去籽，切成小块。

3. 将西红柿与西瓜瓤一起放入榨汁机中榨汁。

4. 加入少许蜂蜜，搅拌均匀即可。

西红柿香蕉牛奶汁

【所选食材】西红柿 1 个、香蕉 1 根、牛奶 250 毫升、蜂蜜少许。

【营养价值】丰富的番茄素、苹果酸、柠檬酸、蛋白质、糖类、果胶、铁、锌等。

【瘦身功效】美白补血、健胃消食、润肠通便、加速新陈代谢、减肥瘦身等。

【制作方法】

1. 把西红柿洗净、香蕉剥皮，切成块。

2. 将西红柿、香蕉和牛奶一起放入榨汁机中榨汁。

3. 倒入杯中后，加入少许蜂蜜调味，搅匀即可。

西红柿菠菜汁

【所选食材】番茄 1 个、菠菜 2 根、柠檬 1/2 个、盐少许。

【营养价值】含有丰富的维生素 A、维生素 C、胡萝卜素以及钙、磷、铁、锌、硒等矿物质。

【瘦身功效】清热解毒、补血养肝、美容养颜、促进肠道的正常蠕动，加速新陈代谢等。

【制作方法】

1. 将西红柿洗净，切成小块；柠檬洗净去皮，切成片；菠菜洗净去根，在开水中焯熟后切成小段。

2. 将西红柿、菠菜放入榨汁器榨成果菜汁，倒入杯中。

3. 将柠檬片放入压汁机中压汁。

4. 将汁液混合，根据口味加适量盐调味，搅匀即可。

西红柿菠萝汁

【所选食材】西红柿 1 个、菠萝 1/4 个、蜂蜜、盐、柠檬汁适量。

【营养价值】含有丰富的维生素 A、维生素 B、维生素 C，胡萝卜素、蛋白质、钙、磷、钾等。

【瘦身功效】美白养颜、明目，保护心血管、降压，刺激胃液的分泌和肠道的蠕动，通便排毒、减肥瘦身等。

【制作方法】

1. 菠萝去皮，切成小块，在盐水中浸泡 20 分钟。

2. 番茄洗净，切成小块。

3. 将番茄、萝卜放入榨汁机中榨汁。

4. 加柠檬汁及蜂蜜调味，搅拌均匀。

西红柿生姜汁

【所选食材】姜 1 小块、西红柿 1 个、蜂蜜适量。

【营养价值】姜辣素、姜烯油、维生素、酸类、纤维素及铁、磷等。

【瘦身功效】抗衰老、降脂降压、美白补血，帮助消化、刺激食欲、促进新陈代谢等。

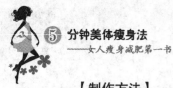

【制作方法】

1. 把西红柿清洗干净，切成小块。

2. 将姜切成姜末。

3. 将姜末和西红柿放入榨汁机中榨汁，可过滤果渣。

4. 加入蜂蜜调味即可。

 ## 西红柿西蓝花汁

【所选食材】西蓝花 50 克、西红柿 1 个、蜂蜜少许。

【营养价值】蛋白质、碳水化合物、纤维素、维生素、胡萝卜素、钙、磷、铁等。

【瘦身功效】防癌抗癌、美容养颜、保肝解毒、排毒通便等。

【制作方法】

1. 将西蓝花洗净，掰成小块，在热水中焯一下，再放入果蔬汁中榨汁。

2. 将西红柿洗净、切成块，放入压汁机中榨汁。

3. 将汁液混合，加入少量蜂蜜调味即可。

 ## 西红柿芹菜黄瓜汁

【所选食材】西红柿 1 个，芹菜 1 根、小黄瓜 2 根、蜂蜜适量。

【营养价值】含有丰富的维生素、胡萝卜素、粗纤维和丰富的铁等矿物质。

【瘦身功效】清除体内毒素，美容养颜，帮助消化，通便瘦身。

【制作方法】

1. 将西红柿、芹菜、黄瓜洗净切成小块。

2. 放入果蔬榨汁机中加入适量的白开水榨汁。

3. 根据自己的口味加入适量的蜂蜜搅匀即可。

西红柿白萝卜汁

【所选食材】白萝卜50克、西红柿2个、蜂蜜少许。

【营养价值】含有丰富的维生素和微量元素锌、芥子油、膳食纤维、茄红素及其他的矿物质等。

【瘦身功效】润肺止咳，生津解毒、美容养颜、加快肠胃蠕动，利尿利便，瘦身减肥。

【制作方法】

1. 将白萝卜洗净去皮后切成片，放入果蔬榨汁机中榨汁。

2. 将西红柿切成片，放入压汁机中或榨汁机中压汁榨汁。

3. 将两种蔬果汁放在一起，加入适量蜂蜜搅匀即可。

 西瓜桃子汁

【所选食材】西瓜1/6个，鲜桃1个、蜂蜜10毫升、柠檬汁适量。

【营养价值】大量葡萄糖、苹果酸、果糖、蛋白氨基酸、番茄素及丰富的维生素C、果胶、铁等。

【瘦身功效】生津祛暑、补血润肠、美白肤色、排毒通便等。

【制作方法】

1. 用挖球器挖出西瓜瓤，去籽。

2. 将鲜桃去皮、核，切成小块。

3. 将西瓜瓤、鲜桃块加入榨汁机中榨汁。

4. 加入蜂蜜、水、柠檬汁，搅拌均匀即可。

 西瓜柠檬汁

【所选食材】西瓜150克、柠檬1个、蜂蜜10～15毫升。

【营养价值】含有糖类，丰富的维生素、烟酸、钙、磷、铁等矿物质。

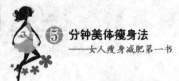
【瘦身功效】生津解渴，利尿通便，帮助消化，排毒养颜等。

【制作方法】

1. 用挖球器将西瓜的果肉挖出，去籽后，切成小块。

2. 放入榨汁机中加水榨汁。

3. 将柠檬去皮，切成片，用压汁机压汁。

4. 将西瓜和柠檬汁混合在一起，加入蜂蜜，搅匀即可饮用。

 西瓜菠萝柠檬汁

【所选食材】西瓜 1/6 个，菠萝 1/4 个、柠檬 1/2 个、蜂蜜少许。

【营养价值】含有丰富的维生素 C、维生素 E，茄红素、粗纤维、钠、钙、铁、锰等丰富的矿物质。

【瘦身功效】美白养颜、利尿排毒、降压将胆固醇、通便瘦身等。

【制作方法】

1. 将西瓜去皮和籽，菠萝去皮和果核，切成块放入榨汁机中加白开水榨汁。

2. 将柠檬切成片放入压汁机中压汁。

3. 将柠檬汁和西瓜凤梨汁搅拌，加入适量蜂蜜搅匀即可。

香蕉牛奶汁

【所选食材】香蕉 1 根、牛奶 250 毫升、蜂蜜适量。

【营养价值】含有丰富的维生素 C、糖、蛋白质、钙、钾、磷、铁、锌等矿物质等。

【瘦身功效】帮助消化、补血益气、润肠通便等。

【制作方法】

1. 把香蕉去皮，切成小段。

2. 把香蕉和牛奶同时倒入榨汁机中榨汁。

3. 加入蜂蜜少许，搅匀即可。

香蕉胡萝卜汁

【所选食材】香蕉 1 根、胡萝卜 1 根、酸奶 250 毫升、蜂蜜少许。

【营养价值】含有胡萝卜素、蛋白质、糖类、果胶、维生素、钙、磷、铁等。

【瘦身功效】防治呼吸道感染、美容淡斑、润肠通便、排毒瘦身等。

【制作方法】

1. 将胡萝卜洗净、切成丝，放到榨汁机中榨汁。

2. 香蕉去皮，切成小块。

3. 将香蕉和酸奶放入榨汁机中榨汁。

4. 将胡萝卜汁和香蕉汁混合，加入少许蜂蜜搅拌均匀即可，如是夏天还可以加入少许冰块。

香蕉猕猴桃汁

【所选食材】香蕉 1 根、猕猴桃 1 个、蜂蜜少许。

【营养价值】含有丰富的氨基酸、柠檬酸、糖类、果胶、维生素、纤维素、硒、锌等。

【瘦身功效】降低胆固醇，保护心脏、美容养颜、还可以帮助消化，预防便秘，加速代谢废物的排除。

【制作方法】

1. 将猕猴桃洗净、剥皮，切成小块。

2. 将香蕉去皮，切成块。

3. 将猕猴桃、香蕉放入榨汁机中加入适量水榨汁。

4. 加入少许蜂蜜调味，如是夏天还可以加入少量冰块。

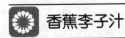 香蕉李子汁

【所选食材】香蕉 1 根、李子 2 个、蜂蜜适量。

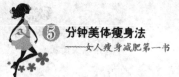

【**营养价值**】含有丰富的蛋白质、碳水化合物、维生素还有脂肪，以及钙、磷、铁等矿物质。

【**瘦身功效**】润肠通便，止渴利尿，减压减肥。

【**制作方法**】

1. 将香蕉去皮，李子去核、去皮。

2. 将香蕉放入榨汁机中加少量的水，榨出稠的汁。

3. 将李子放入榨汁机中加水榨汁。

4. 将两种混合在一起，搅匀加入蜂蜜即可饮用。

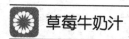 **草莓牛奶汁**

【**所选食材**】草莓 100 克、牛奶 250 毫升、蜂蜜适量。

【**营养价值**】含有蛋白质、丰富的维生素、有机酸、糖类以及钙、磷、铁、钾等矿物质。

【**瘦身功效**】清热解毒、降压美容、帮助消化，促进新陈代谢，通便排毒等。

【**制作方法**】

1. 挑选新鲜的草莓，洗净、去蒂，切块。

2. 将牛奶和草莓放入榨汁机中榨汁。

3. 在榨好的汁中放入适量的蜂蜜，搅拌均匀即可。

草莓菠萝柳橙汁

【**所选食材**】菠萝 100 克、草莓 100 克、柳橙 100 克、适量盐和蜂蜜。

【**营养价值**】丰富的维生素、膳食纤维，糖类、酸类及钙、磷、钾等矿物质。

【**瘦身功效**】利尿通便、降压抗癌、帮助消化，刺激肠胃的蠕动，通便排毒等。

【**制作方法**】

1. 将菠萝去皮、切成小块，用盐水浸泡一下。

2. 将草莓去蒂，洗净，切成小块。

3. 将草莓和菠萝块放入榨汁机中榨汁。

3. 将柳橙去皮，切成片，放入压汁机中压汁。

4. 将橙汁和草莓菠萝汁混合，加入适量蜂蜜，搅拌均匀。

 草莓橙子汁

【所选食材】草莓 5 颗、橙子 1 个、蜂蜜少许或牛奶适量。

【营养价值】含氨基酸、柠檬酸、苹果酸、糖类、果胶、蛋白质、胡萝卜素、维生素及矿物质钙、镁、磷、铁等。

【瘦身功效】明目美容、开胃止渴、抗癌预防动脉硬化、促进生长发育、促进肠胃蠕动、清肠排便。

【制作方法】

1. 将草莓去蒂、切成小块；将橙子去皮，切成片。

2. 将草莓和橙子放在榨汁机中榨汁。

3. 倒入杯中后加入少许蜂蜜和牛奶调味即可。

草莓小白菜汁

【所选食材】草莓 5 颗、小白菜 2 棵、柠檬汁或蜂蜜少许。

【营养价值】含有氨基酸、柠檬酸、苹果酸、糖、果胶、胡萝卜素、维生素、纤维素、烟酸及矿物质钙、镁、磷、铁等。

【瘦身功效】抗癌抗衰、健脾利尿、帮助消化、明目止渴、促进肠胃蠕动、清肠排便。

【制作方法】

1. 将小白菜洗净，放入开水中焯一下，切成小段。

2. 将草莓洗净、去蒂、切成小块。

3. 将小白菜和草莓放入榨汁机中加水榨汁。

4. 加入少量柠檬汁或蜂蜜调味，搅匀即可。

❀ 黄瓜雪梨汁

【所选食材】黄瓜 1 根、雪梨 1 个、柠檬汁或蜂蜜适量。

【营养价值】含有丰富的葫芦素、丙氨酸、精氨酸、苹果酸、抗坏血酸、蛋白质、维生素、谷胺酰胺浆，钙、磷、铁等。

【瘦身功效】润肺清火、美容抗癌、降血糖、保肝解酒、抑制糖类转化为脂肪、排除肠内垃圾等。

【制作方法】

1. 将黄瓜洗净，切块；雪梨洗净，去皮及籽，切成小块。

2. 将黄瓜和雪梨放入榨汁机中榨汁。

3. 加入蜂蜜和柠檬汁调味，搅拌均匀即可。

❀ 黄瓜胡萝卜牛奶汁

【所选食材】黄瓜 1 根、胡萝卜 1 根、牛奶 250 毫升、蜂蜜适量。

【营养价值】葫芦素、黄瓜酶、维生素、胡萝卜素、叶酸、钙等。

【瘦身功效】美容祛斑、明目抗癌、清洁肝脏、排泄身体的脂肪、预防和缓解便秘。

【制作方法】

1. 将黄瓜、胡萝卜洗净，切成段或者块。

2. 放入榨汁机中加上牛奶榨汁。

3. 加入少量蜂蜜调味即可。

❀ 黄瓜西瓜汁

【所选食材】黄瓜 1 根、西瓜 1/6 个、蜂蜜少许。

【营养价值】含有蛋白质、维生素、黄瓜酶、纤维素、糖类、氨基酸、矿物质等。

【瘦身功效】预防脱发、抗肿瘤、抗衰老、美容利尿、抑制糖类转变为脂肪、促进肠道内垃圾物质的排除。

【制作方法】

1. 将黄瓜洗净、切成小段；将西瓜用挖球器挖出果肉，去籽。

2. 将黄瓜和西瓜放入榨汁机中榨汁。

3. 倒入杯中后，加入少许蜂蜜调味即可。

黄瓜橙子汁

【所选食材】橙子1个、黄瓜1根、蜂蜜少许。

【营养价值】含氨基酸、柠檬酸、苹果酸、丙醇二酸、纤维素、糖类、果胶、蛋白质、胡萝卜素、维生素及矿物质钙、镁、磷、铁等。

【瘦身功效】抗肿瘤、抗衰老、降血糖、降低胆固醇、可抑制糖类物质转变为脂肪、促进肠道的蠕动，排毒养颜等。

【制作方法】

1. 将橙子洗净、去皮、切成片，放在压汁机中压汁。

2. 将黄瓜洗净切成小段，放入榨汁机中加水榨汁。

3. 将橙子汁和黄瓜汁混合，加入少量蜂蜜调味即可。

胡萝卜南瓜牛奶汁

【所选食材】胡萝卜1根、南瓜100克、牛奶250毫升、蜂蜜适量。

【营养价值】含有糖类、淀粉、蛋白质、维生素、果胶、氨基酸、纤维素、钙、锌等。

【瘦身功效】降糖降压、明目美容、保肝护肾、加强肠胃蠕动，帮助消化等。

【制作方法】

1. 将胡萝卜洗净，切成块或者丝，放入榨汁机中加水榨汁。

2. 将南瓜煮熟，去瓤，加入牛奶放入榨汁机中榨汁。

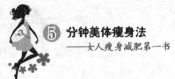
3. 将胡萝卜汁与牛奶南瓜汁混合，加入少量蜂蜜，搅匀即可。

 ## 胡萝卜蜂蜜牛奶汁

【所选食材】胡萝卜 1 根、牛奶 250 毫升、蜂蜜适量。

【营养价值】含有丰富的胡萝卜素、蛋白质，钙、磷、铁、锌等矿物质。

【瘦身功效】明目美容、抗癌降脂、帮助消化，润肠通便、排毒瘦身等。

【制作方法】

1. 将胡萝卜洗净，切成小块。

2. 与牛奶一起放入榨汁机中榨汁。

3. 倒入杯中后，加入少量蜂蜜，搅匀即可饮用。

 ## 胡萝卜橙汁

【所选食材】胡萝卜 1 根、橙子 1 个、蜂蜜少许。

【营养价值】含有丰富的红萝卜素，维生素、叶酸、柠檬酸、钙质及果胶、纤维素等。

【瘦身功效】明目养颜、祛斑美白、帮助消化，提高新陈代谢，减肥瘦身等。

【制作方法】

1. 将橙子洗净，剥去外皮，切成片；胡萝卜洗净，切成小块。

2. 将橙子片放入压汁机中压汁。

3. 将胡萝卜放入榨汁机中，榨汁。

4. 将橙子汁和胡萝卜汁和混合，再加入蜂蜜搅匀，夏天还可以加入少许冰块。

 ## 胡萝卜山楂汁

【所选食材】山楂 7 颗、胡萝卜 1 根、蜂蜜适量。

【营养价值】含有维生素 A、维生素 B_1、维生素 C 等多种维生素，胡萝卜素，有机酸，山楂素，黄铜，膳食纤维，蛋白质、钙、铁等。

【瘦身功效】开胃消食，延年益寿，防治心脑血管病，改善睡眠，明目，维持人体的正常生长，刺激肠胃蠕动，减肥瘦身等。

【制作方法】

1. 将山楂洗净、去皮，切成瓣，胡萝卜洗净切成小丁块。

2. 将所选食材放入锅中加水煮开，然后再小火慢炖 15 分钟。

3. 用过滤器将果渣过滤，将过滤后的果汁倒入杯中，加入适量蜂蜜搅匀即可饮用。

芒果柠檬汁

【所选食材】大芒果 1 个（小芒果 2 个）、柠檬半个、糖适量。

【营养价值】含有糖、蛋白质，丰富的维生素、粗纤维、烟酸、钙、磷、铁等营养成分。

【瘦身功效】杀菌抗癌、美容降压、增进胃肠的蠕动，通便排毒等。

【制作方法】

1. 将芒果洗净去皮、去核，切成片。

2. 放入瓷器或玻璃器皿中用糖腌制，这样芒果变软后，就会渗出很多汁。

3. 将芒果和汁放入榨汁机中榨汁。

4. 将柠檬去皮，切片，放入压汁机中压汁。

5. 将柠檬汁和芒果汁混合，搅匀即可。

芒果牛奶汁

【所选食材】大芒果 1 个（小芒果 2 个）、牛奶 250 毫升、蜂蜜 10 毫升。

【营养价值】含有丰富的维生素 A、维生素 C，糖、粗纤维、蛋白质，及钙、铁等矿物质。

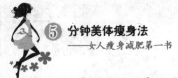

【瘦身功效】美容抗癌、降压通便、清理肠胃、预防动脉硬化等。

【制作方法】

1. 将芒果洗净去皮、去核，切成片。

2. 将牛奶和芒果放入榨汁机中榨汁。

3. 加入蜂蜜调匀即可。

芒果柚子汁

【所选食材】小芒果 2 个、柚子 50 克、蜂蜜适量。

【营养价值】含有丰富的维生素、蛋白质、糖类、胡萝卜素及多种矿物质等。

【瘦身功效】降压美容，防治便秘，利尿，清理肠胃，减肥瘦身等。

【制作方法】

1. 将芒果、柚子去皮去核切成小块。

2. 将切好的芒果和柚子放入榨汁机中，加适量白开水榨汁。

3. 根据自己的口味在榨好的汁中加入少许蜂蜜，搅拌均匀即可。

橙子柿子汁

【所选食材】橙子 1 个、柿子 1 个、牛奶少许。

【营养价值】蛋白质、膳食纤维、胡萝卜素、抗坏血酸、维生素、碳水化合物、钠、钙、镁、铁等。

【瘦身功效】预防心脑血管病、润肺和胃、降压、将胆固醇、促进肠道蠕动，有利于清肠通便，排除体内有害物质等。

【制作方法】

1. 将橙子洗净去皮、切成片，放入压汁机中压汁。

2. 柿子去皮、核，用纱布挤出汁液或者放入压汁机挤出汁液。

3. 将橙汁和柿子汁混合，加入少量的牛奶调味即可。

橙子鳄梨汁

【所选食材】橙子 1 个、鳄梨 1 个、蜂蜜或牛奶少许。

【营养价值】含有蛋白质、膳食纤维、胡萝卜素、抗坏血酸、维生素、碳水化合物、钠、钙、镁、铁等。

【瘦身功效】生津止渴、帮助消化、降低胆固醇、血压，预防动脉硬化，促进肠道蠕动，有利于清肠通便，排除体内有害物质等。

【制作方法】

1. 将橙子剥皮、切成片，放入榨汁机中榨汁。

2. 将鳄梨去皮、去核，加水放入榨汁机中榨汁。

3. 将两种汁液混合，加入少许蜂蜜或牛奶调味，搅匀即可。

 柳橙菠萝汁

【所选食材】柳橙 1 个、菠萝 100 克、蜂蜜适量。

【营养价值】含有葡萄糖、果糖、维生素 A、维生素 B、维生素 C、膳食纤维，柠檬酸及丰富的矿物质等。

【瘦身功效】提高皮肤的新陈代谢，增加血液循环和刺激肠胃的蠕动，帮助消化，减肥瘦身。

【制作方法】

1. 将柳橙去皮，菠萝去皮和心，切成片。

2. 将柳橙和菠萝片分别放入压汁机压汁。

3. 将柳橙和菠萝汁放在一起加入适量的蜂蜜搅匀即可。

 水蜜桃优酪乳

【所选食材】水蜜桃 1 个、优酪乳 200 毫升、蜂蜜适量。

【营养价值】含有丰富的铁、蛋白质、维生素、叶酸、烟酸等。

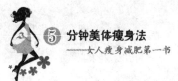
【瘦身功效】美白补血、清胃润肺、改善肠内的菌群比例，促进肠胃的正常蠕动，预防便秘等。

【制作方法】

1. 将水蜜桃洗净、去皮、去核，切成小块。

2. 将水蜜桃和优酪乳放入榨汁机中榨汁。

3. 加入少量蜂蜜，搅匀即可。

 鲜桃柠檬汁

【所选食材】鲜桃 2 个、柠檬 1 个、蜂蜜少许。

【营养价值】含有蛋白质、果胶、酸类、膳食纤维、脂肪、糖、钙、磷、铁和维生素 B、维生素 C 等成分，鲜桃中尤其含铁较高。

【瘦身功效】深层清洁肾脏，帮助消化、利尿通便，美白养颜，减肥瘦身。

【制作方法】

1. 把鲜桃洗净去核、去皮，切成小块放入榨汁机中加水榨汁。

2. 将柠檬切成片，放入压汁机中压汁。

3. 将桃子汁和柠檬汁放在一起搅拌均匀，根据自己的口味添加少许蜂蜜。

 卷心菜橙汁

【所选食材】卷心菜 100 克、橙子 1 个、蜂蜜少许。

【营养价值】蛋白质、胡萝卜素、维生素、纤维素、酸类、糖、钙、铁等。

【瘦身功效】杀菌消炎、抗癌、刺激肠胃蠕动，加速新陈代谢。

【制作方法】

1. 将卷心菜洗净、切碎，加水放入榨汁机中榨汁。

2. 将橙子剥皮，切成片，放入压汁机中压汁。

3. 将卷心菜汁和橙汁混合，加入蜂蜜调味，搅匀即可。

卷心菜提子汁

【**所选食材**】卷心菜 100 克、提子 7 颗（也可以根据自己的需要增加）、蜂蜜适量。

【**营养价值**】含有丰富的维生素、叶酸、葡萄糖、膳食纤维及丰富的矿物质等。

【**瘦身功效**】抗癌抗贫血，利尿消肿，防止动脉硬化，刺激肠胃蠕动，减肥瘦身等。

【**制作方法**】

1. 将提子去皮去籽，卷心菜切成小块。

2. 将食材一起放入榨汁机中加白开水榨汁，尽量把汁榨的浓稠。

3. 倒入杯中后加入适量蜂蜜搅匀即可饮用。

姜汁甘蔗汁

【**所选食材**】紫皮甘蔗 500 克，生姜 50 克。

【**营养价值**】含有姜辣酸，丰富的果糖、蔗糖等糖类，钙、磷、铁等矿物质以及多种氨基酸和维生素。

【**瘦身功效**】清热和胃、帮助消化、刺激胃液的分泌和肠壁的蠕动，通便排毒等。

【**制作方法**】

1. 将新鲜的紫皮甘蔗去皮、去节，切成小块，放入榨汁机加水榨汁。

2. 将鲜姜洗净去皮，切成薄片，放入榨汁机加入适量的水榨汁。

3. 用过滤网将甘蔗和鲜姜的果渣分别过滤。

4. 取甘蔗汁 100 克，姜汁 10 克混合，搅拌均匀即可。

❋ 三色甜椒汁

【所选食材】青椒1个、红甜椒1个、黄甜椒1个、蜂蜜适量。

【营养价值】有丰富的维生素、糖类、纤维素、钙、磷、铁等矿物质。

【瘦身功效】提高免疫力、消炎抗癌、促进脂肪的新陈代谢、降脂减肥等。

【制作方法】

1. 将青椒、红甜椒、黄甜椒洗净，去籽、去蒂，切成小块。

2. 放入榨汁机中加适量的凉开水榨汁。

3. 加入蜂蜜，调匀即可。

❋ 菠菜橘子汁

【所选食材】菠菜2根、橘子1个、酸奶200毫升、蜂蜜少许。

【营养价值】很有丰富的胡萝卜素、维生素、叶酸、钙、磷、铁、钾、铬等。

【瘦身功效】美容祛斑、降糖明目、抗衰老、刺激肠胃的蠕动、加速新陈代谢，减肥瘦身等。

【制作方法】

1. 菠菜洗净、切成小段。

2. 将橘子去皮、去籽，切成块。

3. 将菠菜和橘子放入榨汁机中榨汁。

4. 加入酸奶和蜂蜜拌匀即可。

❋ 小白菜葡萄汁

【所选食材】小白菜2棵、葡萄100克、蜂蜜适量。

【营养价值】维生素、纤维素、糖类、钙、钾、铁和磷等。

【瘦身功效】美容补血，预防骨质疏松、软化血管、帮助消化、促进肠胃的正常蠕动、减肥瘦身等。

【制作方法 】

1. 将小白菜洗净、在热水中焯一下，切成小段。

2. 将葡萄去皮、去籽。

3. 将小白菜和葡萄放入榨汁机中榨汁。

4. 加入少许蜂蜜，搅匀即可。

第三章
轻松改变"怪体形"
5分钟魔法健美操

关于健美操

健美操是一项具有艺术性和节奏感的健身美体运动，它与其他有氧瘦身运动相比的好处是它可以增强肌肉的力量、弹性、柔韧性及促进血液循环，在做操时，会消耗大量的热能，减少脂肪的堆积。健美操还为全身各主要肌群、关节、脂肪堆积部位等安排了锻炼内容，每天坚持5分钟的健美操练习，不仅可以使体形匀称，具有曲线美，还可以使人体内脏器官更加健康。虽然健美操易学易练，但是我们在正式开始之前也应该了解相关的注意事项

（1）要选择合适的时间。一般饭后间隔两小时才可进行健美操锻炼。如果立即运动不仅会影响消化，还容易出现腹痛、恶心等症状。运动后要休息30分钟再进食。如果是空腹锻炼，要休息半小时之后进食，但是不宜经常性的空腹锻炼。

（2）要做好锻炼之前的热身运动，热身运动的时间控制在总运动时间的20% 即可。

（3）锻炼者要根据自身的体质安排锻炼的时间、频率、强度，不可操之过急，如果在运动过程中出现不适，要及时停止锻炼。

（4）运动前进食，要吃一些易于消化的食物，运动后要吃一些高能量的食物，如果出汗较多要注意补充水分。

（5）运动时要穿柔软舒适、宽松的衣服。

（6）锻炼结束时要做整理运动，使身体慢慢恢复到安静状态，至少休息20分钟后再洗澡。

✳ 弹力健身球

● **方法一：迷你健身球操（推荐重点方法）**

【瘦身重点】腹部、肩部、手臂

【动作分解】

◎ Step1：躺在地板上，双腿屈膝自然分开双脚着地，将两个小的迷你健身球放在肩与脖子连接的部位下方稍微压住，双臂自然伸展放在身体的两侧，掌心向上。

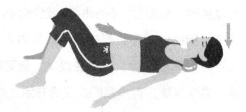

迷你健身操-1

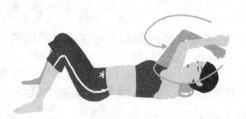

迷你健身操-2

◎ Step2：双臂向上屈肘，小手臂往头顶方向从内到外画圈10次，然后向反方向画圈10次。

◎ Step3：承接步骤2的动作，肩胛骨向下，双臂收回向身体两侧斜伸展，掌心向上，上身和背部放松1分钟。

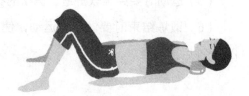

迷你健身操-3

◎ Step4：身体平躺双腿自然分开伸直，双臂自然摆放在身体两侧，将两个迷你健身球各放在骨盆下面的左右两侧压住，后腰稍稍离地，身体呈放松状态。

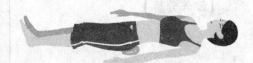

迷你健身操-4

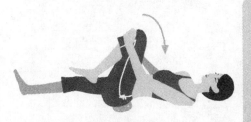

迷你健身操-5

◎ Step5：左腿向胸部屈膝，双臂向前抱住小腿的前侧，手臂用力慢慢向胸部拉伸左腿，然后慢慢收回，做20次后换右腿重复20次。

◎ Step6：将双腿屈膝双臂向前抱住双腿的小腿前侧，手臂用力慢慢向胸部拉伸双腿再伸展，来回做20次。

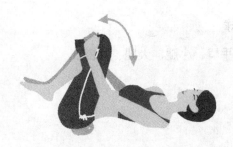

迷你健身操-6

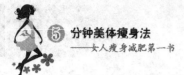
● **方法二：仰卧抬腿**

【瘦身重点】小腿

【动作分解】

★ Step1：平躺在地板上，双臂自然摆放在身体两侧，双腿伸直，两小腿用力夹住弹力球，保持这个姿势5秒钟。

★ Step2：上半身不动，两小腿夹住弹力球用力向上抬起，达到极限后后放下，反复重复这个动作5分钟。

● **方法三：仰卧举球**

【瘦身重点】手臂、腹部

【动作分解】

★ Step1：仰卧在地板上，双脚分开与肩同宽，膝盖自然弯曲双脚踏地，双手握住健身球伸直举高在身体上方，头部微微向上。

★ Step2：吸气，将腰腹部和腿部肌肉收紧，双臂依然伸直举球，上半身慢慢抬起，保持自然呼吸，动作坚持10秒左右，然后慢慢放下上半身。反复重复这个动作5分钟。

● **方法四：快速球**

【瘦身重点】手臂、小腿、大腿、腹部

【动作分解】

★ Step1：左腿在上，右腿在下，单膝跪下，两腿的大腿与小腿均互相成90度，双臂伸直用力向上举起，掌心向前。

★ Step2：右手用力把球滚向左手，左手用力把球滚向右手，来回为一次，做8次。

★ Step3：换腿，交替重复以上动作5分钟。

● **方法五：脚趾轻拍**

【瘦身重点】大腿、小腿

【动作分解】

★ Step1：自然站立，把健身球放在身体前面的地板上，右脚踩在健身球上，做向下压的动作，压下抬起为一次做8次。

★ Step2：换左脚，也做8次，然后双脚互换重复以上动作5分钟。

● **方法六："8"字运动**

【瘦身重点】胳膊、大腿

【动作分解】

★ Step1：双腿叉开，比肩稍宽，双手拿健身球，弯腰成下蹲姿势，手拿健身球，让健身球在两腿之间做绕"8"字运动，反复重复这个运动10次。

★ Step2：回归站立的姿势，抬起左腿，两腿之间成大约60度夹角，双手抱球，举高在头顶上方，手臂伸直，停留10秒钟后换腿，交替重复以上动作5分钟。

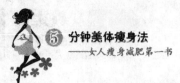
方法七：扔接球

【瘦身重点】胳膊、大腿、腰部

【动作分解】

★ step1：双腿叉开，比肩稍宽，双手握球放在胸前。

★ Step2：用力向上扔健身球，下蹲接住，下蹲时尽量保持腰背挺
直，重复以上动作5分钟左右。

● 方法八：下跪式

【瘦身重点】胳膊、大腿、臀部

【动作分解】

★ Step1：自然站立，左小腿向后抬起，把左腿和脚放在大的健身球
上，右腿直立。

★ Step2：上半身向前，手臂向下伸直双手撑地，做俯卧撑的姿势。手
臂不动，右腿膝盖弯曲做屈伸运动，做10次以后换腿，交
替重复以上动作5分钟。

● 方法九：超人式上举

【瘦身重点】胳膊、大腿、臀部

【动作分解】

★ Step1：趴在大的健身弹力球上，球放置于腹部下，然后向前和上方举起手臂，坚持10秒。

★ Step2：放下手臂，自然垂在前胸，停留5秒后，重复第一步的动作，反复重复以上动作5分钟。

● **方法十：压球俯卧撑**

【瘦身重点】胳膊、大腿、臀部

【动作分解】

★ Step1：俯卧撑的姿势，健身球放在两手之间，先抬起右手，慢慢向左手方向推健身球，左手接健身球后向右手推球，在这个过程中保持一只手臂撑地。

★ Step2：左右重复推10次之后，上半身向下移动，轻压在健身球上，坚持10秒钟，然后重复以上动作5分钟。

● **方法十一：趴球前推**

【瘦身重点】胳膊、大腿、臀部、腹部

【动作分解】

★ Step1：双腿分开，比肩微宽，跪在大健身球前面，脚尖勾起点地，双臂弯曲，小手臂和手肘放在健身球上，上半身随手臂的动向前倾斜，眼睛向前看，调整呼吸。

★ Step2：吸气，手臂推健身球向前，腹部收紧用力，而且有被拉伸的感觉，臀部也收紧，双腿依然膝盖着地，上半身随着健身球向前致使大腿悬空，停留20秒后收回，然后反复以上动作5分钟。

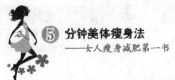
● **方法十二：手脚举球**

【瘦身重点】胳膊、腿部、腹部

【动作分解】

★ Step1：躺在地板上，双臂向头后方伸直，夹住健身球。双脚分开，与肩同宽，腹部收紧，调整呼吸。

★ Step2：吸气，双手举起健身球向上，上半身随着抬起，双腿也向上抬起，然后双脚尽量向健身球方向伸，并与双手共同夹住健身球，腹部收紧，保持这个动作10秒钟。

★ Step3：双手慢慢放开球，健身球变为由双脚夹住，上半身躺下，手臂依然向头后方伸展，两脚夹着健身球在身体上方停留10秒钟后慢慢放下，反复重复以上动作5分钟。

● **方法十三：俯卧提臂**

【瘦身重点】胳膊、腿部、腹部

【动作分解】

★ Step1：双手伸直向下撑地，双脚并拢放在健身球上，身体成一条直线并且与地面平行，头朝下看，坚持这个动作10秒钟。

★ Step2：将右臂弯曲收回放在胸前，左臂单独撑地，腹部依然收紧，坚持这个动作10秒钟后换手臂，重复5分钟。

● **方法十四：坐球抬腿**

【瘦身重点】腿部、腹部

【动作分解】

★ Step1：屈膝坐在大健身球上，两腿分开比肩略窄，大腿与小腿成90度，并且大腿与小腿的后侧肌肉都与球面接触，脊柱挺直，双手在身体两侧伸直扶在健身球上。

★ Step2：上半身姿势不变，右腿膝盖向上抬起，并且逐渐加大幅度，争取靠近胸部，但大腿与小腿依然保持90度，向上提10次后换左腿。

★ Step3：将右腿小腿抬起，与大腿成一条直线，与地面平行，脚尖勾起，双臂扶住健身球保持身体平衡，然后放下右腿，抬起左腿，重复这个动作10次后停止，交替重复以上动作5分钟。

● **方法十五：推压**

【瘦身重点】腿部、腹部、手臂、丰胸

【动作分解】

★ Step1：双腿屈膝跪地，双膝微微分开，大腿与小腿成直角，上半身略微挺直，双臂分开与肩同宽，把大健身球放在距离身体前面不到1米远的地板上，双臂伸直向下伏在健身球上。

★ Step2：两小腿向上抬起，双脚脚腕交叉，离开地面，手臂依然扶在健身球上，上半身微微向前倾斜。

★ Step3：上半身进一步向前下压，双手推压健身球但是不要向前推动健身球，同时手肘向后弯曲，使身体几乎压在健身球上，但是不要与健身球接触，然后手臂伸直身体恢复直立，反复重复这个动作5分钟。

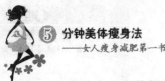

● **方法十六：俯仰**

【瘦身重点】腿部、腹部、手臂、丰胸

【动作分解】

★ Step1：俯卧在健身球上，双腿伸直与肩同宽打开，脚趾撑地，把健身球放在腰腹部的下方，双臂向后伸直在身后臀部双手握拳。

★ Step2：双臂向上抬起，同时头部和肩胛骨向后仰，停留10秒钟后收回，继续重复这个动作5分钟。

❋ 快乐弹力绳

● **方法一：划艇式（重点推荐方法）**

【瘦身重点】胳膊、背部、腹部

【动作分解】

◎ Step1：坐在地板上，两腿自然分开，脚跟着地、脚尖竖起，双腿不要伸直，膝盖微曲。

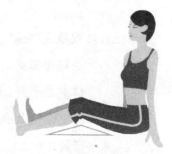

划艇式-1

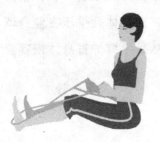

划艇式-2

◎ Step2：将弹力绳的中间位置踏在两脚脚心部位，并且在腿的上方将弹力绳的两端交叉一次或两次，双手握住弹力绳的手柄。

◎ Step3：上身稍微向前倾斜，收紧腹部肌肉，手臂用力向后拉绳，做向后划的动作。

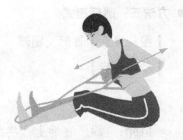

划艇式-3

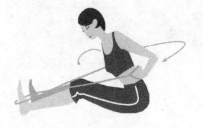

划艇式-4

◎ Step4：用力向后拉至身体后方，感觉不能再向后拉伸时停止几秒钟，然后放松弹力绳。

★ Step5：重复上面的动作，做五分钟左右。

● **方法二：腿外伸式**

【瘦身重点】臀部、腿部

【动作分解】

★ Step1：将弹力绳的一端绑在左脚脚腕处，另一端固定在身体右侧一个固定不动的物体上，而且要与脚腕同高的位置。

★ Step2：身体站立，右手扶物，左手自然下垂，左腿用力向外伸展，右腿单腿站立，达到极限后放下，做10次后换腿练习，共重复以上动作5分钟。

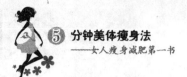

● **方法三：腿后蹬式**

【瘦身重点】臀部、腿部

【动作分解】

★ Step1：跪趴在地上，将绳子中部踏在左脚脚心部位，双手手持绳子柄支撑在地面上。

★ Step2：左腿向前屈膝，再用力向后蹬伸。

★ Step3：重复上面动作16个节拍后，换腿。

● **方法四：跪式拉伸**

【瘦身重点】背部、手臂、腹部

【动作分解】

★ Step1：两脚分开与肩同宽站立，将弹力绳的中间部位踩在脚底下，两手握绳柄，将绳子在身体前面交叉一或两次，双手在身体两侧自然下垂。

★ Step2：屈膝向下，跪在地板上，双手握弹力绳用力向前拉伸，直到最大的拉伸位置为止。

★ Step3：停留10秒钟后，恢复原位，并将以上动作重复5分钟左右。

● **方法五：前推式**

【瘦身重点】手臂、胸肌

【动作分解】

★ Step1：将弹力绳的中间位置固定在与肩同高的固定物体上，手握
　　弹力绳的两端背对固定弹力绳的物体自然站立。

★ Step2：两手持弹力绳柄，掌心向下，上身向前倾斜，一腿在前一腿
　　在后，前腿成弓步姿势，手臂用力向前推弹力绳。

★ Step3：上臂重复推、屈动作5分钟左右。

● **方法六：向上游式**

【瘦身重点】肩、背、手臂、腹部

【动作分解】

★ Step1：站立，将绳子的中部踩在双脚下，双脚并拢，将绳子在身体
　　前面交叉一或者两次，双手握住绳柄，自然放在身体两侧。

★ Step2：下蹲，呈悬座在空中式，手臂向下伸展，上半身向前倾斜
　　几乎与地面平行。

★ Step3：同时，左手臂向前拉伸，右手臂向身后伸展，两手臂与肩
　　成一条直线，手掌朝下。

★ Step4：停留5秒钟，放下。然后手臂互换重复以上动作5分钟左右。

● **方法七：拉扯式**

【瘦身重点】肩、手臂、腹部

【动作分解】

★ Step1：仰面躺在地上，左腿向上方伸展与地面成45度角，右膝弯曲脚平放在地板上，将弹力绳折半，绕在左脚脚底中部，双手握绳柄。

★ Step2：腹部肌肉向上用力，使上半身慢慢坐起来。

★ Step3：停留5秒钟，再慢慢躺下。

★ Step4：换脚，重复以上动作5分钟左右。

● **方法八：展翅式**

【瘦身重点】肩部、胸部、背部、腹部

【动作分解】

★ Step1：自然站立，双脚与肩同宽，将弹力绳的中间部分踩在脚下，弹力绳在身体前面交叉一或者两次；双手握着绳柄，自然放在身体两侧。

★ Step2：身体向前趴下，呈俯卧撑的姿势，双手撑地。

★ Step3：身体向左侧身，把身体的重心放在左腿和左臂上，右手臂拉弹力绳向上方抬起，肩膀随右手臂倾斜，做展翅式。

★ Step4：停留5秒钟后，回归双手俯卧撑的姿势，双手交换，重复以上动作5分钟左右。

● **方法九：侧跨步移动式**

【瘦身重点】臀部、手臂、腹部、腿部

【动作分解】

★ Step1：自然站立，双腿分开与肩同宽，把弹力绳的一端固定在右脚上，左脚将绳子用力踩住，绳柄握在右手中。

★ Step2：右脚用力向右侧跨步，吸气的同时下蹲，停留5秒钟后，站起恢复站立位，做10次以后换腿，重复以上动作5分钟左右即可。

● **方法十：向上推举式**

【瘦身重点】双臂、腹部

【动作分解】

★ Step1：两腿一前一后自然站立，将弹力绳的中间部位踩在一只脚下，双手持绳柄，与肩同高，掌心向前，挺胸收腹，两手用力向上推举，停留5秒后，双手放下，重复以上动作20次。

★ Step2：两腿一前一后自然站立，将弹力绳的中间部位踩在一只脚下，双手持绳柄，与肩同高，掌心向前，挺胸收腹，一只手用力向上推举，停留5秒后，放下，双手交替，各做20次。

● **方法十一：站立侧拉式**

【瘦身重点】双臂、腹部

【动作分解】

★ Step1：双脚分开与肩同宽站立，将弹力绳的中间部分踩在两脚脚心下面，双手各握住弹力绳的两端，收腹挺胸，调整呼吸。

★ Step2：吸气，双手抓住弹力绳向身体两侧斜拉，达到极限后停留3秒放松，反复这个动作5分钟。

● **方法十二：弓步侧拉式**

【瘦身重点】双臂、腹部、腿部

【动作分解】

> ★ Step1：右腿在前左腿在后站立成弓箭步，左手向后放在臀部，左脚踩住绳子的一端，右手向后弯曲拉住绳子的另一端，弹力绳的长度不能太长。
>
> ★ Step2：右手用力拉伸弹力绳，直到手臂向上伸直，停留几秒钟后放松，做10次后换手和腿，交替重复5分钟。

● **方法十三：俯卧拉绳**

【瘦身重点】腹部、腿部、臀部

【动作分解】

> ★ Step1：趴在地板上，双臂向前弯曲在下颌处双手重叠，支撑下颌，双腿自然伸直，将弹力绳做成小圈套住双脚脚踝。
>
> ★ Step2：右腿慢慢向上抬起，到最大极限，停留5秒钟后放下，做20次后换左腿，总共做5分钟。

● **方法十四：仰卧拉绳**

【瘦身重点】腹部、腿部、臀部

【动作分解】

★ Step1：仰卧在地板上，双臂伸直摆放在身体两侧，眼看天花板，双腿伸直，双腿并拢将弹力绳圈套在两脚的脚踝处，调整呼吸。

★ Step2：吸气，将右腿向上抬起，达到最大极限后停留5秒钟，然后放下，做20次后换左腿做20次。

● **方法十五：背后拉绳**

【瘦身重点】腹部、手臂

【动作分解】

★ Step1：盘腿坐在地板上，上半身挺直，左手在身体左侧向下撑地并且拉住弹力绳的一端，右手向后拉住弹力绳的另一端。

★ Step2：左手不动，右手用力向上拉绳，到手臂在斜上方伸直，保持几秒钟后放下，做20次后换手臂。

● **方法十六：弓步拉绳**

【瘦身重点】手臂、腿部、腹部

【动作分解】

★ Step1：双腿分开与肩同宽站立，双臂在胸前伸直拉住弹力绳的两端，挺胸抬头收腹。

★ Step2：身体向左边转动，左手向左方伸直，右手臂弯曲向左，左腿向左侧成弓步，右腿膝盖弯曲，两脚脚尖转向左，重复这个动作10次后换腿和侧，共重复以上动作5分钟。

● **方法十七：弹力绳绕手腕**

【瘦身重点】手臂

【动作分解】

> ★ Step1：两脚呈外八字站立，脚后跟相触，双臂斜伸直在腹部前面，再把弹力绳绑成小圈套在双手手腕处。
>
> ★ Step2：臀部夹紧，腹部收紧，双臂伸直用力向上抬起，直到与肩部同高，停留几秒后放下，反复这个动作5分钟。

✿ 毛巾瘦身操

● **方法一：毛巾拉腿（重点推荐方法）**

【瘦身重点】腹部、腿部、手臂

【动作分解】

> ◎ Step1：坐在地板上，双腿伸直，将毛巾中部放在左脚脚心部位，双臂向前，脊背伸直，拉住毛巾的两端，以身体感到适度为宜。

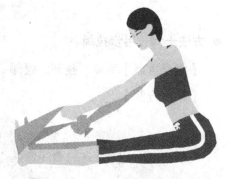

毛巾拉腿 –1

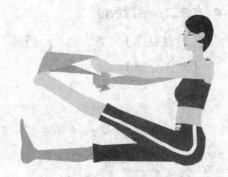

毛巾拉腿－2

◎ Step2：两手拉住毛巾的两端，将左脚慢慢抬高，达到极限后停留几秒钟在慢慢放下，做10次后换右脚做10次。

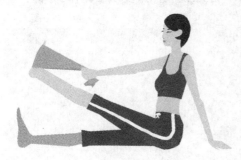

毛巾拉腿－3

◎ Step3：保持坐姿，用右手拉住绕过左脚脚心的毛巾两端，左手则向斜后方伸直撑地。

◎ Step4：右手用力拉住毛巾将左脚慢慢抬高，同时上半身慢慢向左侧扭转，达到极限后停留10秒钟。然后恢复，做10次后换一侧做10次。

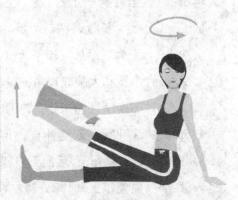

毛巾拉腿－4

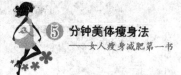
● **方法二：手臂后抬**

【瘦身重点】双臂、后背、腹部

【动作分解】

★ Step1：两上半身挺直站立，双脚叉开与肩同宽，双手在背后臀部处握住毛巾中段。两手之间要有大约10厘米的距离。

★ Step2：身体上半身前倾，用腹部呼吸，双手用力向后抬，抬到最高处，保持深呼吸，停留20秒。

★ Step3：双手放松，回落到臀部处，注意吸气，重复以上动作5分钟左右。

● **方法三：膝盖夹毛巾**

【瘦身重点】臀部、腹部、腿部

【动作分解】

★ Step1：坐在椅子上2/3处，上身可稍向后倾斜，但不要靠在椅子上，挺直，把毛巾折4折，夹在两腿膝盖之间，用力夹紧。手臂自然放在椅子两侧。

★ Step2：小腿和大腿成直角，腹部和腿部用力向上抬起膝盖：抬止两脚离地15厘米处，停留5秒钟。

★ Step3：深呼吸，双腿伸直，用力向前方伸展，直到双腿与地面平行，停留5秒后回到步骤2。

★ Step4：重复以上动作5分钟左右，在运动的过程中一定要注意用力夹紧毛巾，双脚并拢。

● **方法四：下巴夹毛巾**

【瘦身重点】下颌

【动作分解】

★ Step1：将毛巾卷成一个球形，放在下巴和脖子之间。

★ Step2：头向下用力夹毛巾，停留5秒后抬起头，重复以上动作5分钟左右。

● **方法五：拧毛巾**

【瘦身重点】双臂、肩膀

【动作分解】

★ step1：自然站立，胳膊一上一下用力向前伸展，双手提毛巾，让毛巾与地板相垂直，然后用力拧毛巾。

★ Step2：在用力拧毛巾的同时要注意深呼吸，转动手腕8个节拍后，手臂放下，双臂交换姿势，重复以上动作5分钟左右。

● **方法六：弓步拉毛巾**

【瘦身重点】双臂、大腿、腹部

【动作分解】

★ Step1：双脚并拢站立，毛巾向腰后部绕半圈，双手在腰部用力握紧毛巾。

★ Step2：上身挺直，一腿向前屈曲，一脚向后伸展，呈"弓"步，前腿承受身体重量，停留5秒，回归原位。左右腿轮流做5分钟左右。

● **方法七：洗背动作**

【瘦身重点】双臂、肩部

【动作分解】

★ step1：自然站立，上身挺直，一只手放在脖子后面，另一只手放在腰部，两手将毛巾拉直。

★ Step2：双手拉着毛巾上下移动，做洗背动作。右手在上做8个节拍，左手在上做8个节拍，重复以上动作5分钟即可。

● **方法八：转腰**

【瘦身重点】腰部、胳膊

【动作分解】

★ Step1：自然站立，两腿叉开与肩同宽，胳膊向前伸直，与地面平行，两手抓住毛巾，两手之间的距离可与肩同宽。

★ Step2：身体下半部分不动，双臂手持毛巾向左右方向旋转，重复以上动作20次左右即可。

● **方法九：垫脚尖**

【瘦身重点】小腿

【动作分解】

★ Step1：找几条毛巾折好，垫在脚尖处。

★ Step2：挺胸收腹，脚后跟做抬起放下的动作，做16次后，休息5秒钟，重复以上动作5分钟左右即可。

● **方法十：曲膝动作**

【瘦身重点】腿部、腹部

【动作分解】

★ Step1：自然站立，两腿与肩同宽分开，左腿向前迈一大步，双手
抓住毛巾，在头后方举起。强化腿部肌肉，轻松瘦腿。做
这组动作时要保持上身挺直，不倾斜。

★ Step2：上身挺直收腹、慢慢呼气，两腿同时弯曲，但左腿膝盖不
要超过脚趾，右腿最大限度的弯曲，慢慢呼气，停留5秒钟
后站起，换腿重复以上动作5分钟左右。

● **方法十一：拉伸两肋**

【瘦身重点】手臂、腰部

【动作分解】

★ Step1：自然站立，两腿叉开与肩同宽，双手抓住毛巾，用力垂直
向上举起。

★ Step2：上半身挺直，下半身不动，向左右方向拉伸两肋，重复以上
动作5分钟左右即可。

● **方法十二：站立夹毛巾**

【瘦身重点】腹部、腿部

【动作分解】

★ Step1：把毛巾折成毛巾球用两腿膝盖处夹紧，站立，双臂弯曲叉腰，抬头挺胸收腹。

★ Step2：双腿各向内侧用力挤压毛巾，腹部收紧，挤压10次。

★ Step3：两膝盖夹紧毛巾身体慢慢下蹲，尽量保持上身腰背挺直，直到半蹲，停留几秒钟后站起，重复10次。

★ Step4：上半身姿势不变，下蹲，双腿向左侧慢慢扭转，达到极限后转正，然后向右侧扭转，各转10次。

● **方法十三：仰卧踢腿**

【瘦身重点】腹部、腿部、手臂、背部

【动作分解】

★ Step1：躺在地板上，双腿屈膝，膝盖靠近胸部，将毛巾的两端在双手上缠一圈，剩下的中间部位刚好两个膝盖的长度，放在膝盖的下方，双手放在膝盖的两侧，仰头望向天花板。

★ Step2：双手用力将毛巾向下压，双脚用力向上移动，膝盖向下巴处靠近，同时上半身慢慢抬起，下巴靠近胸部，达到极限后停留10秒钟，然后放下，重复5分钟。

● **方法十四：俯卧抬臂**

【瘦身重点】腹部、腿部、手臂、背部、提臀

【动作分解】

★ step1：趴在地板上，两腿自然分开，双手伸直向后在臀部上方拉
住毛巾的两端。

★ Step2：双手拉毛巾向上慢慢抬起，同时头和上半身慢慢向上抬
起，左腿也慢慢向上抬起，达到极限后停留几秒钟然后慢
慢放下，做10次后换腿做10次。

● **方法十五：背后拉毛巾**

【瘦身重点】腹部、手臂、丰胸

【动作分解】

★ Step1：两腿分开与肩同宽自然站立，将长一点的毛巾放在颈部后
方，左手向左侧伸直与肩成一条直线，右臂屈肘向上，手
肘与肩部同高，毛巾要拉直，保持这个动作10秒钟。

★ Step2：左臂向斜上举起，手臂伸直，左手手肘向下，腹部收紧，然
后左手手臂向斜下方伸直，右手依然屈肘向上，上半身保持
不动，反复这个动作10次后换侧做10次，交替重复5分钟。

✿ **温暖围巾操**

● **方法一：仰卧传围巾球（重点推荐方法）**

【瘦身重点】手臂、腿部、腹部

【动作分解】

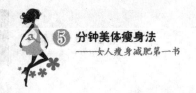

◎ Step1：平躺在地上，双腿弯曲，将围巾打成球状，两手握围巾球，向上举过头顶。

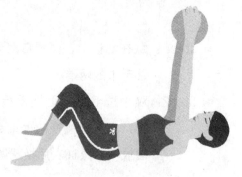

仰卧传毛巾球-1

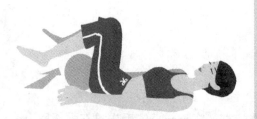

仰卧传毛巾球-2

◎ Step2：单手拿毛巾，双手向下移动，移动到臀后方，由膝盖弯曲处，把围巾球传到另一个手里。如果感到这样难度很大，可以上身微微抬起，将一条腿抬起。

★ Step3：换手和腿做同样的练习，做3～5分钟左右。

● **方法二：后台式**

【瘦身重点】腰部、腹部、手臂

【动作分解】

★ Step1：自然站立，双脚分开与肩同宽，双手握围巾，置于身后臀部处。

★ Step2：挺胸、抬头，深呼吸，双手握毛巾用力向后伸展，保持4到8个节拍，休息4个节拍，然后重复以上动作5分钟左右。

● 方法三：上身抬起

【瘦身重点】腰部、腹部、手臂

【动作分解】

★ Step1：仰面躺在地板上，双腿自然并拢、屈膝，然后将右腿伸直，把围巾套在右脚底上，双手拉住围巾。

★ Step2：双手用力拉围巾，上身用力缓缓抬起，深呼吸，停留4到8个节拍，恢复第一步的状态，换腿练习，重复以上动作5分钟左右。

● 方法四：单腿侧伸

【瘦身重点】腰部、腹部、手臂、腿部

【动作分解】

★ Step1：侧身躺在地板上，双腿自然弯曲；右手扶住头部，右手臂撑地。

★ Step2：左手拿围巾勾住左脚，并用力抓住毛巾，然后努力向上抬左腿，同时注意深呼吸，停留4个节拍后换腿，重复以上动作5分钟即可。

● 方法五：马步举围巾

【瘦身重点】腰部、腹部、手臂、腿部、肩部

【动作分解】

★ Step1：自然站立，双腿叉开，比肩要稍微宽点，双手握住围巾两端，上举高过头顶后手臂向身体左侧伸展。

★ Step2：身体慢慢向下蹲，呈马步状，在最高点保持4到8个节拍。手臂换侧重复5分钟即可。

● **方法六：站立侧抬腿**

【瘦身重点】手臂、腿部、腹部

【动作分解】

★ Step1：自然站立，右手叉腰，将围巾勾在左脚底部，用左手用力拉住围巾。

★ Step2：将左腿用力向上抬，力争与地面保持平行，同时注意挺胸收腹，深吸气，保持4到8个节拍，换腿，然后重复以上动作5分钟左右。

● **方法七：拉伸双膝**

【瘦身重点】手臂、腿部、腹部、腰部、颈部、背部

【动作分解】

★ Step1：躺在地上，双腿并拢，双腿屈膝，向胸部靠拢，用围巾绕过双膝，双手紧握围巾两端，用力拉双膝，同时上身用力向膝盖靠近，坚持4个节拍。

★ Step2：然后双腿和双臂用力伸向天空，手臂与腿尽量保持平行，坚持4个节拍。

★ Step3：重复以上动作，做3~5分钟。

● **方法八：侧拉头部**

　　【瘦身重点】手臂、腿部、腹部、腰部、颈部、背部

　　【动作分解】

★ Step1：面部向上躺在地板上，两腿自然分开、弯曲，将围巾枕在头部下方。

★ Step2：将左腿膝盖抬高，用力向胸部靠拢，双手用力拉住围巾的两端，抬起背部用力向左腿靠拢，右手臂要触碰左膝盖。

★ Step3：换方向和腿，重复以上动作，做3～5分钟。

 情侣拉手操

● **方法一：手拉手（重点推荐方法）**

　　【瘦身重点】肩部、手臂

　　【动作分解】

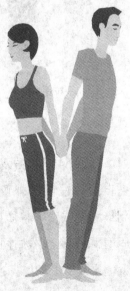

◎ Step1：两人背靠背自然站立，脚后跟尽量相触，双臂下垂，双手向后伸握住对方的手。

手拉手-1

◎ Step2：双手紧握，双方的上半身朝身体的前方伸展，达到最大的限度，停留4个节拍，同时深呼吸。

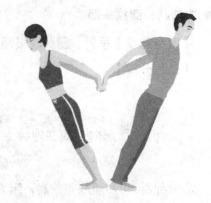

手拉手–2

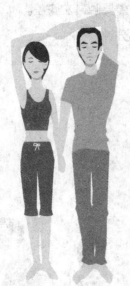

手拉手–3

◎ Step3：由背靠背站立，改为面向同一方向水平站立，双臂自然下垂，内侧手臂紧紧相握，外侧手臂向上举过头顶，和对方的手紧紧相握。

◎ Step4：双方双手紧握，各自身体慢慢向外侧倾倒，达到最大的限度，停留4个节拍，同时深呼吸，然后两人调换位置，重复以上动作。

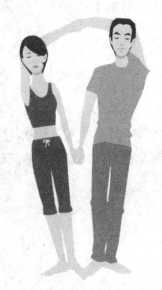

手拉手–4

● **方法二：背靠背**

【瘦身重点】腿部、臂部、腹部

【动作分解】

★ Step1：双方背靠背自然站立，双方手臂弯曲互相勾住，手呈叉腰状态，抬头挺胸，眼朝前看。

★ Step2：一条腿屈膝慢慢向上抬起，达到大腿部分与地面平行的位置，停留4个节拍，收腿恢复原来状态。练习5次后，换腿重复。

★ Step3：两人背对背而坐，屈膝，双臂撑地，两人相同频率的深呼吸，一侧大腿带动小腿用力向前上方踢出，同时臀部离地，头部互相靠近。停留4个节拍后收腿，练习5次后，换腿重复。

● **方法三：抱一抱**

【瘦身重点】臂部、腿部、腰部、臀部

【动作分解】

★ Step1：两人面对面站立，脚尖相对但是不触碰，各自将双手扶在对方的肩上，两眼含情相视，深呼吸，两人保持相同的频率。

★ Step2：缓缓下蹲，尽量让大腿与地面平行，停留8个节拍后恢复站立位，在这个过程中脊柱要拉紧，臀部向上跷。

★ Step3：两人相拥而立，女方将手抓住对方的肩膀，男方用手拦住对方的腰部，然后双方同时用力向后踢腿，直到达到最大限度，完全伸展，另一侧腿要用力绷直不要弯曲，坚持16个节拍后放下，换腿重复以上动作。

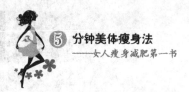
● **方法四：比高低**

【瘦身重点】大腿、小腿、腹部

【动作分解】

★ Step1：两人面对面站立，双脚自然分开，双臂自然下垂。

★ Step2：一人向上挥起一只手臂做挥打的样子，另一人下蹲躲避，
双方交替进行，手臂交替更换，做5分钟。

● **方法五：转风车**

【瘦身重点】腰腹部、手臂

【动作分解】

★ Step1：两人两腿分开与肩同宽面对面相距0.5米站立，双方手伸向
前方互握，抬头挺胸。

★ Step2：男方向女一方的右侧跳过去，交换站立的位置，然后女方向
男方的右侧跳过去，这样反复20次后换为向左侧跳20次，反
复重复5分钟，在跳的过程中要避免头部相撞。

● **方法六：背豆子**

【瘦身重点】腰腹部、手臂

【动作分解】

★ Step1：两人双脚分开与肩同宽背靠背站立，手臂向后弯曲手肘处相互勾住。

★ Step2：一方向前弯腰，另一人顺势后仰，做把后面的人背起来的动作，被背起来的人双脚离地，做10次后换人做10次，共做5分钟。

● **方法七：压水泵**

【瘦身重点】腰腹部、臀部、手臂、大腿、小腿

【动作分解】

★ Step1：两人面对面站立，两脚分开与肩同宽，双方的手互相拉住。

★ Step2：女方开始右腿向后抬起，上半身向前压，但不要撞到男方的身体，右腿抬到与身体成一条直线与地面平行，停留5秒钟后放下，左腿和右腿交替做20次。

★ Step3：然后换男方做以上动作，交替重复20次。

● **方法八：双人蹬车**

【瘦身重点】腰腹部、臀部、大腿

【动作分解】

★ Step1：两人脚相对，平躺在地板上，双臂自然摆放在身体两侧。

★ Step2：两人的左脚和左脚相贴，右脚和右脚相贴，加力做蹬车的动作，腹部收紧，在这个过程中两人用力要均衡，重复这个动作5分钟。

❀ 八步减肥操

● **方法一：（重点推荐方法）**

【瘦身重点】臂部、腿部、腰部、臀部、背部

【动作分解】

◎ Step1：趴在地板上，上半身与大腿成一条斜线，手臂向前伸直撑地，做俯卧撑的动作做12次。

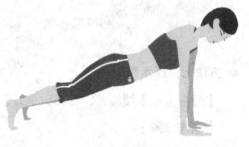

八步减肥操-1

◎ Step2：仰面躺在地板上，双膝弯曲，双脚着地，手臂在身体两侧伸直，上半身和头部向上抬起，手臂向前伸触到膝盖后放下，重复这个动作15次。

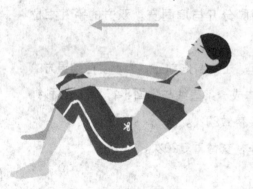

八步减肥操-2

◎ Step3：双脚分开与肩同宽站立，右脚向前跨出一大步，然后收回恢复站立姿势，双臂在身体两侧自然张开保持身体平衡，做15次后换左腿做15次。

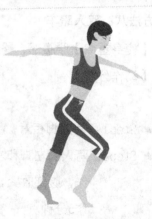

八步减肥操-3

◎ Step4: 仰躺在地板上，双膝弯曲双脚着地，手臂放在身体两侧，然后腹部向上挺起，与大腿成一条直线，坚持几秒钟后放下，重复这个动作12次。

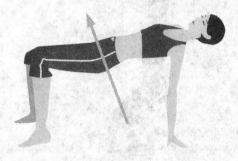

八步减肥操-4

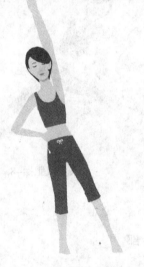

八步减肥操-5

◎ Step5: 两脚分开比肩要宽站立，双手在腰间叉腰，上半身向左侧压，左腿呈弓步，右手向上举高也向左侧压，做12次后换右腿做12次。

◎ Step6: 双腿自然分开站立，双臂向两侧伸直与肩膀成一条直线，保持身体平衡，左腿向左侧抬高，达到极限后放下，重复10次后换右腿做10次。

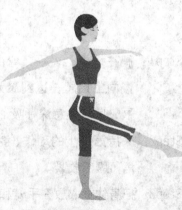

八步减肥操-6

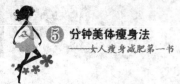
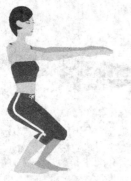

八步减肥操-7

◎ Step7：自然站立，做蹲起的动作，下蹲时手臂向上抬起在胸前伸直与地面平行，起身时手臂收回，重复这个动作15次。

◎ Step8：两脚分开与肩同宽站立，双臂弯曲双手叉腰，左脚向左迈出一大步，膝盖弯曲到大腿与小腿呈90度角，上半身依然朝前下蹲，然后立起，重复12次后换腿做12次。

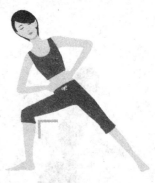

八步减肥操-8

● **方法二：俯卧八步减肥法**

【瘦身重点】臂部、腿部、腰部、臀部、背部

【动作分解】

★ Step1：爬在地板上，手臂弯曲手肘撑地，上半身从胸部及头部慢慢向上抬起，达到最大限度，脚面贴地，脚尖用力往后伸展，同时注意深呼吸，停留4个节拍。

★ Step2：保持第一步的动作，然后脚尖着地，脚与地面大约成90度角，腹部收紧。

★ Step3：把身体重心放在手臂和脚尖上，腰部用力慢慢往上抬，带动大腿再慢慢地离开地面。

★ Step4：双手的手臂和双脚脚尖撑地，臀部肌肉收紧，慢慢向上抬高，颈椎尽量向前延伸。

★ Step5：保持以上动作4个节拍，然后抬起右腿，坚持4个节拍后换左腿，同时配合深呼吸。

★ Step6：收腿，保持第四步骤动作，坚持4个节拍，同时注意吸气。

★ Step7：手肘和脚尖撑地，身体倾斜成一条直线，然后慢慢向右转体90度，把身体重心放在左手肘和脚尖上，右手撑直，手掌放在左手的掌心上，停留2个节拍后换边，重复这个动作4次。

★ Step8：左臂、两脚撑地，右臂用力向空中伸展，与身体成一条直线，回归到第四步骤动作后再换边重复这个动作4次。

● **方法三：八步骨盆操**

【瘦身重点】腰部、臀部、背部

【动作分解】

★ Step1：两脚分开与肩同宽站立，双臂弯曲双手叉腰，挺胸抬头收腹，眼朝前看。

★ Step2：臀部向左边慢慢翘起，达到极限后停留20秒，再向右侧翘起，停留20秒，反复这个动作20次。

★ Step3：身体转向右边站立，两脚分开与肩同宽，双臂弯曲双手叉腰，脊柱挺直，臀部向后翘起，屈膝慢慢下蹲到半蹲，停留20秒站起，反复这个动作20次。

★ Step4：在步骤3的基础上用力收紧臀部和腹部。

★ Step5：两脚分开与肩同宽站立，双臂弯曲双手叉腰，挺胸抬头收腹，眼朝前看，按照顺时针的方向转动上半身，转动20次，

再按照逆时针的方向转动20次。

★ Step6：在步骤5的基础上，按照顺时针的方向转动下半身，上半身保持直立，转动20次后，按逆时针方向转动20次。

★ Step7：平躺在地板上，双臂伸直放在身体两侧，右手离身体要远一点，双腿屈膝抬起，小腿与地面平行，然后上半身保持不动，双腿尽快向左边倒，收回后换边，左右各20次。

★ Step8：保持步骤7的起始位，双手按照顺时针方向按摩腹部20次，再按照逆时针方向按摩腹部20次。

❋ 原地有氧操

● **方法一：原地九宫格跑（一）（重点推荐方法）**

【瘦身重点】腰腹部

【动作分解】

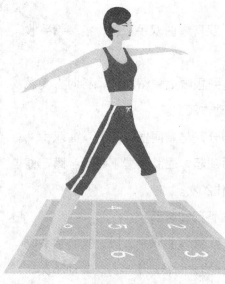

◎ Step1：踩在画有1至9的数字的垫子上，先在中心位置5上做原地热身跑，然后用右脚去踩"51"、"59"点，全脚掌着地，手臂能起到为身体保持平衡即可，坚持1～2分钟。

原地九宫格跑-1

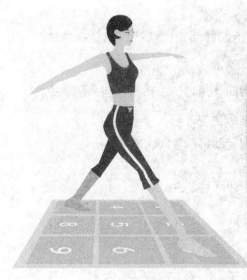

◎ Step2：在中心位置5上做原地热身跑，用左脚去踩"53""57"点，坚持1～2分钟。

原地九宫格跑-2

● **方法二：原地抬头跑**

【瘦身重点】脸、下巴、腿部

【动作分解】

★ Step1：原地不动热身跑，然后将双臂屈肘抬起，两只手在胸前触碰，掌心朝下，胳膊上臂与肩在同一水平线上，头向后仰，然后直起，重复20次左右。

★ Step2：原地不动热身跑，手臂保持第一步的状态，左转脸，做20次后，换方向。

★ Step3：原地不动热身跑，用手轻轻拍打脸部，做3～5分钟。

● **方法三：原地扩胸跑**

【瘦身重点】肩部、背部

【动作分解】

★ Step1：原地不动热身跑，手臂抬起在头顶部合拢，然后在身体两侧放下，重复这个动作20次。

★ Step2：原地不动热身跑，手臂弯曲，用力向上抬起，向头部靠拢，达到最大限度，重复这个动作20次。

★ Step3：原地不动热身跑，做扩胸运动，重复20次左右。

● **方法四：原地加速跑**

【瘦身重点】小腿、大腿

【动作分解】

★ Step1：原地不动热身跑，双臂屈肘抬起，十指在胸前交叉，掌心朝下，做加速跑，动作持续1～2分钟。

★ Step2：原地不动热身跑，将手臂向上抬到头顶处，十指交叉，掌心向外，做加速跑，动作持续1～2分钟。

★ Step3：原地不动热身跑，将双手按在小腹处，用力向前踢腿，做踢腿原地跑，动作持续1～2分钟。

● **方法五：原地弯腰跑**

【瘦身重点】肚子、臀部

【动作分解】

★ Step1：原地不动热身跑，上身由直立变为弯腰状，然后直立，重复以上动作1～2分钟。

★ Step2：原地不动热身跑，用双手紧紧拖住臀部，上身挺直，稍微向后倾斜，坚持1～2分钟。

● **方法六：原地马步跑**

【瘦身重点】大腿

【动作分解】

> ★ Step1：原地不动热身跑，屈肘，双手在胸前交叉，掌心朝下，上臂
> 　　　　 与肩在同一直线上，腿部弯曲成马步状，坚持1~2分钟。然
> 　　　　 后上身和手臂不变，膝盖向内侧转动，坚持1~2分钟。
>
> ★ Step2：原地不动热身跑，然后上身和手臂保持步骤1的状态，膝盖
> 　　　　 向内侧转动，坚持1~2分钟。
>
> ★ Step3：原地不动热身跑，两腿用力向左右两侧摆动，手臂也跟随
> 　　　　 腿部自然左右两侧摆动，坚持1~2分钟。

● **方法七：原地九宫格跑（二）**

【瘦身重点】臀部

【动作分解】

> ★ Step1：踩在画有1至9的数字的垫子上，在数字1的位置上做原地
> 　　　　 热身跑，然后用右脚去踩"13"、"19"点，坚持1~2
> 　　　　 分钟。
>
> ★ Step2：在数字1的位置上做原地热身跑，然后左脚去踩"31"、
> 　　　　 "37"点，坚持1~2分钟。

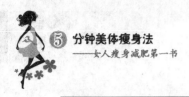

✿ 骨骼矫正体操

● **方法一：矫正"X型腿"（重点推荐方法）**

【瘦身重点】腿部、腹部

【动作分解】

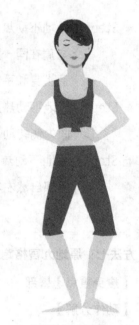

◎ Step1：两脚跟并拢，脚尖向左右两侧打开，呈最大限度的外八字形，双手叉腰，全身挺直，双腿膝盖分别用力向外侧弯曲，使大小腿形成菱形，脚跟不要分开，上身挺直，停留8个节拍，站立，然后重复3次。

矫正"X型腿"-1

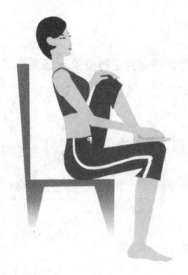

矫正"X型腿"-2

◎ Step2：坐在椅子的2/3处，两腿叉开比肩略宽，抬起左腿，将左脚放在右腿大腿上，右手放在左脚上，左手放在左腿膝盖上，用力慢慢将左腿向自己身体方向压，保持8个节拍，换腿各做3次。

◎ Step3：趴在地上，下半身双腿打开，比肩要宽，双腿自然弯曲，上半身手臂伸直支撑身体，用力向前拉伸上身，保持8个节拍，重复3次。

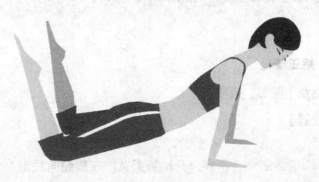

矫正"X型腿"–3

● **方法二：矫正腿形**

【瘦身重点】腿部、腰部

【动作分解】

★ Step1：双腿并拢，自然站立，左腿向后退半步，上身弯腰，手指触地，但膝盖不要弯曲，坚持8个节拍。

★ Step2：收回左腿后，换右腿，重复以上动作。

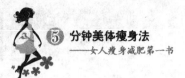
● **方法三：矫正脊柱**

【瘦身重点】：手臂、腰部、大腿

【动作分解】

★ Step1：自然站立，两脚分开与肩同宽，左腿向后退半步，弯腰，左右触碰右脚脚尖，坚持4个节拍。

★ Step2：换手臂和腿重复上面的动作，练习5分钟左右。

● **方法四：矫正腰骨**

【瘦身重点】腰部、肩膀

【动作分解】

★ Step1：自然站立，两脚分开比肩要宽，左腿腿向后退半步，曲臂做扩胸运动，坚持8个节拍。

★ Step2：腿部姿势不变，向左边扭转上半身，做7次，向右边扭转4次后换腿，重复以上动作。

● **方法五：矫正"O"型腿**

【瘦身重点】腿部、腹部

【动作分解】

★ Step1：自然站立，两脚并拢，两手扶膝做下蹲、站立的姿势，坚持做20～30次。

★ Step2：坐在椅子的2/3处，背部不要靠椅子，用小腿肚处夹住一本书，用力将小腿抬起，直到与大腿成一条直线为止，然后放下，坚持做20～30次。

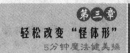
● **方法六：矫正脊柱弯曲**

【瘦身重点】腹部、手臂

【动作分解】

★ Step1：仰卧在地板上，两手伸直向头部方向上举在头顶处双手合十，手掌根部要互相用力按压。

★ Step2：两脚分开比肩略宽，两脚脚尖向内侧倾斜，下半身不动紧贴地板，上半身向右侧方向移动，达到最大限度，坚持8个节拍。

★ Step3：保持第二步的姿势，上半身挺直，用腹部肌肉的力量使上半身抬起，并坚持4个节拍，然后躺下，换方向重复以上动作。

 局部全身操

● **方法一：屈膝下蹲式（重点推荐方法）**

【瘦身重点】手臂、大腿根部、四头肌

【动作分解】

◎ Step1：两脚分开与肩同宽自然站立，双手自然摆放在身体两侧。

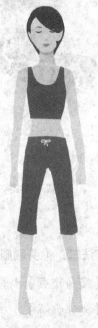

屈膝下蹲式-1

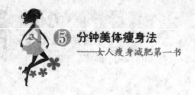

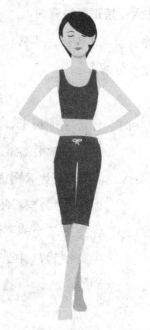

◎ Step2：左腿向后向右迈出一步，放在右腿右侧，双腿膝盖重叠，然后双手叉腰。

屈膝下蹲式–2

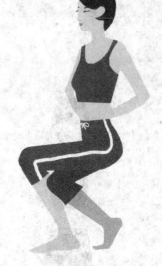

◎ Step3：身体慢慢下蹲，到双膝盖弯曲成90度，停留5秒钟后站起，重复20次后换腿做20次。

屈膝下蹲式–3

● **方法二：抱头踢腿**

【瘦身重点】小腹

【动作分解】

★ Step1：仰卧在地板上，手臂弯曲紧紧抱住后脑勺部。

★ Step2：双腿用力向上抬起伸直，尽量保持与地面垂直，双腿在膝盖处交叉，脚掌绷直，停留4个节拍后放下。

★ Step3：然后换腿，重复以上动作五分钟左右。

● **方法三：单跪举臂**

【瘦身重点】腰部

【动作分解】

★ Step1：左腿在上右腿在下单膝跪下，两腿的大腿与小腿均互相成90度，双臂伸直用力向上举起，掌心向前。

★ Step2：左臂不动，弯腰，右臂向下触碰左脚的脚后跟，坚持4个节拍，收回，然后还手重复以上动作5分钟左右。

● **方法四：双跪弓背**

【瘦身重点】背部、腰部

【动作分解】

★ Step1：双膝跪地，弯腰，双臂撑地，手尖向前，面朝下。

★ Step2：背部、腰部用力向上弓起，呈弧形状态，停留4个节拍。

★ Step3：背部向下走，腰部用力挺起，保持4个节拍，然后重复以上动作5分钟左右。

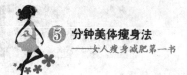
● **方法五：俯卧划腿**

【瘦身重点】臀部、腹部

【动作分解】

> ★ Step1：趴在地板上，双臂弯曲，手肘支撑身体，两腿伸直，有被拉伸的感觉即可。
>
> ★ Step2：头微微抬起，身体重心放在左手臂上，左腿伸出，从左划向右，再划回去，划20次左右，换腿，做同样的动作。

● **方法六：仰卧翘腿**

【瘦身重点】大腿、腹部

【动作分解】

> ★ Step1：面部朝上躺在地板上，双臂自然摆放于身体两侧，掌心朝下，两腿自然分开。
>
> ★ Step2：双脚脚掌绷直，停留8个节拍，然后通过脚腕的力量拉动双腿同时向上翘，来回做20次左右。

● **方法七：甩臂操**

【瘦身重点】手臂、腹部、腰部、小腿

【动作分解】

> ★ Step1：两脚微微分开自然站立，右臂向前绕过腹部右手放在左侧腰间，右腿踮起脚尖，小腿肌肉绷紧。

★ Step2：左手手臂抬起伸直向后向左伸展，腰部向右侧扭动，达到极限后停留几秒钟，向反方向运动，可以加快速度，像跳舞一样，反复做5分钟。

● **方法八：扭腰操**

【瘦身重点】手臂、腹部、腰部

【动作分解】

★ Step1：双手叉在腰间自然站立，右脚向左前方跳起，然后跳回，跳向左后，反复20次后换成左脚向右前、右后方跳出收回20次。

★ Step2：两脚打开与肩同宽站立，双臂伸直用力向上举，在头顶上方十指相握，然后向左侧倾倒，达到极限后直起向右侧倾倒，左右各做20次。

● **方法九：屈膝蹲坐式**

【瘦身重点】手臂、腹部、大腿根、四头肌

【动作分解】

★ Step1：两脚分开与肩同宽自然站立，双脚脚尖向外倾斜45度，双臂自然摆放在身体两侧。

★ Step2：身体向下蹲坐，到大腿与地面平行，同时手臂放在腰间叉腰。

★ Step3：腹部收紧，慢慢站立，重复这个动作5分钟。

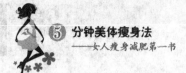
● **方法十：驴踢式**

【瘦身重点】手臂、臀部

【动作分解】

★ Step1：双膝跪地，双臂在胸前伸直撑地，上半身与地面平行，头朝下看。

★ Step2：左腿跪地不变，右腿依然保持屈膝90度，向上抬起，直到大腿与地面平行，然后慢慢放下但不要触碰地面，反复这个动作15次。

★ Step3：换腿重复以上动作15次。

线条形体操

● **方法一：五步形体操（重点推荐方法）**

【瘦身重点】腿部、手臂、腰部、腹部

【动作分解】

◎ Step1：两脚分开与肩同宽站立，双臂屈肘在胸前握拳，身体下蹲至半蹲，双臂向后做扩胸运动，做20次。

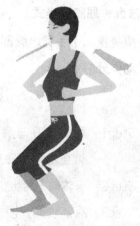

五步形体操–1

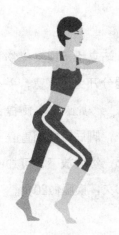

◎ Step2：一腿在前一腿在后站好，前腿弓步后腿伸直，双臂在身体两侧伸直，与肩同高，手指并拢，然后做小臂屈伸的动作，手臂高度不要变，反复30次。

五步形体操-2

◎ Step3：双脚并拢站立，双臂伸直摆放在身体两侧，手指并拢，身体半蹲，双手臂向后伸展，然后直立，反复这个动作20次。

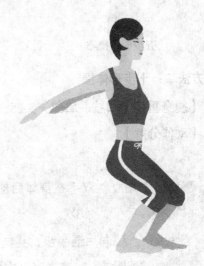

五步形体操-3

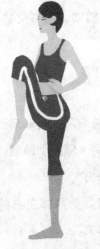

◎ Step4：双手叉腰站立，双腿自然分开，然后一条腿，屈膝抬到胸部后放下，收紧腹部，这个动作可以做快一点，20次后换腿做20次。

五步形体操-4

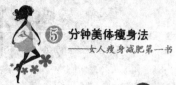

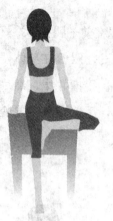

五步形体操–5

◎ Step5：站立椅子或支撑物的后面，双腿分开比肩略宽，手扶住椅子背，一小腿向内侧提起，膝盖朝外，脚后跟提到直立腿的大腿根部，然后放下，可加快速度，做20次，换腿做20次。

● **方法二：十步形体操**

【瘦身重点】四肢、肩部、头部、腰部、腹部

【动作分解】

★ Step1：站立，双手在身体后部交叉，头缓缓低下，在慢慢用力向后仰，做8次。

★ Step2：一腿向后退半步，头向左右转动，转动8次后，顺时针方向画圆转头，在逆时针方向画圆转头，各做4次。

★ Step3：腿收回，双手叉腰，肩关节用力向后转动，左右交替，做8次。

★ Step4：一腿向前迈半步，双手叉腰，一肩向前，一肩向后转动腰部，做8次后换腿做8次。

★ Step5：双腿回归站立位，手臂弯曲，两手搭在肩部，转动肩部的同时向上仰头，然后一腿向前迈一步，另一腿跟上蹲下，再后退，直立，转动肩关节的同时仰头，做8次。

★ Step6：回归站立位，双手合十举在头顶，然后向身体左右两侧歪斜，腰部有向左右拉伸的感觉，各做8次。

★ Step7：叉开双腿，比肩要宽，手臂左右伸展与肩成为一条直线，然后弯腰，上身与地面平行，头朝下方，双臂在腿前面交叉，然后一手臂向下，一手臂抬起用力向天空方向伸展，身体跟着侧转，手臂互换做8次。

★ Step8：回归站立位，左腿向前迈出半步，右手搭在左肩上，左手掌心朝外搭在后背处，头向右转，然后转回，换腿和手，头向左转，然后转回，共做8次。

★ Step9：双腿与肩略宽站立，两臂一在身前，一在身后，左右划弧形摆动4次后，左手撑在后腰部，右手捂住腹部，上身慢慢向后、向下移动，两脚尖向左，前面的腿伸直，后面的腿屈膝，上身向下慢慢移动2次后，换方向各做4次。

★ Step10：回归站立位，两脚分开比肩略宽，做扩胸运动两次后一手向上举起，一手向下，用力向身后伸展，然后双手在头顶合十，一腿前伸，一腿屈膝，弯腰，手臂触碰脚腕处，两手张开手心朝上，滑过小腿、大腿然后站立，做4次。

● **方法三：公园塑形操**

【瘦身重点】腿部、手臂、腰部、腹部

【动作分解】

★ Step1：站在树桩面前，双腿夹住树桩的底部，双臂向前环抱住树桩，然后收紧腹部，身体用力向后拉伸，慢慢还原后反复这个动作10次。

★ Step2：坐在长度合适的长椅上，双臂向两侧伸直能够扶住长椅的手柄，双腿伸直用力向上举起，停留10秒钟后再慢慢放

下，反复重复10次。

★ Step3：保持步骤2的坐姿，双腿屈膝向上提，膝盖用力靠近胸部，然后慢慢放下，反复重复10次。

★ Step4：站在公园椅子的后面，双腿自然分开，双臂向前扶住椅子背，然后屈肘在俯卧撑的动作，反复20次。

★ Step5：找一个长度合适的小树枝，将它放置在脖子后方，双臂向后拉住小树枝的两端，然后用力向上再向前举起，腹部收紧，有被拉伸的感觉，然后慢慢放下，反复这个动作12次。

★ Step6：在公园里选择合适的地方正常步距快走，手臂要跟着摆动，可坚持时间长一点，直到身体发热。

★ Step7：站在在公园的横杠下面，双臂向上伸直扶住横杠，做引体向上的动作，反复这个动作10次。

★ Step8：将一只手握拳，放在两腿膝盖之间，大腿内侧用力将拳头夹紧，停留20秒后放开，反复这个动作10次。

✿ 活力健美操

● **方法一：左摆右摇（重点推荐方法）**

【瘦身重点】腰部、背部、腿部

【动作分解】

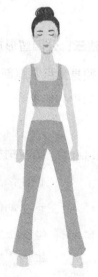

◎ Step1：两脚分开与肩同宽自然站立，脊柱挺直，收紧腹部，双臂自然摆放在身体两侧。

左摆右摇-1

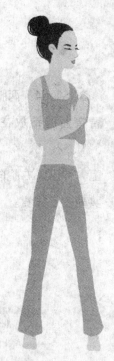

◎ Step2：口中念"1、2、3、4"向右侧扭腰，双臂屈肘都转向右侧，在身体右侧拍手。

左摆右摇–2

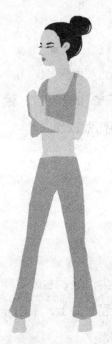

◎ Step3：再念"5、6、7、8"转过来，双手在胸前拍手，然后以同样的方式向左侧转动，各转12次。

左摆右摇–3

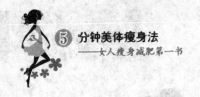
◎ Step4：两腿并拢站立，双臂弯曲握拳放在腰间，口中念"1、2、3、4"时右手臂向右上方伸出，右腿向右迈出一步，头朝右上方看。

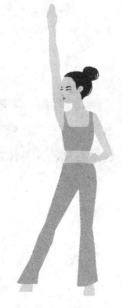

左摆右摇-4

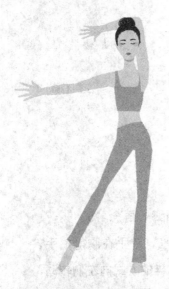

左摆右摇-5

◎ Step5：再念"5、6、7、8"手臂和腿收回，做12次后换侧做12次。

★ Step6：自然站立，右腿向右迈出一步，脚尖点地，右腿要伸直，上身向右侧倾斜，臀部向左，双臂屈肘向上，手指分开指向天空，向右侧摆动。

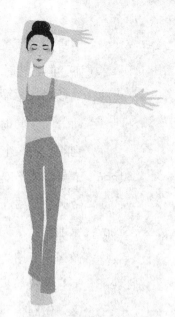

◎ Step7：右脚收回半步，依然脚尖点地，但身体重心往左移动，手臂伸直向上往左侧微微摆动后再摆向右侧，右脚全部收回。

左摆右摇-6

★ Step8：换腿和手臂重复步骤6和步骤7，做12次。

● **方法二：四肢活力健美操**

【瘦身重点】手臂、大腿、腹部

【动作分解】

★ Step1：站立，双手握拳在身体两侧，屈肘，在原地做踏步运动，手臂跟着腿的摆动而摆动，做16个节拍。

★ Step2：上身姿势不变，两脚叉开比肩略宽，继续做原地踏步运动，做8个节拍。

★ Step3：手臂放下自然垂放在身体两侧，身体向左右两侧扭转，脚在原地踏步的同时随着身体的扭转踮起后放下，做16个节拍。

★ Step4：下身姿势不变，向左转时右手臂伸直用力举高，左手臂在下，向右转时左手臂伸直举高，右手臂在下，做24个节拍。

★ Step5：下身姿势不变，双手握拳，屈肘，手臂带动身体向左右转动，向左转时右手臂屈肘在胸前，向右转时左手臂屈肘在胸前，做24个节拍。

★ Step6：下身姿势不变，步骤4和步骤5交替变化，各做8个节拍，共做24个节拍。

★ Step7：原地踏步的同时双手叉腰，脚尖用力向后踢，收腹挺胸，做24个节拍。

★ Step8：下身姿势与步骤7相同，手臂用力向上举，在头部的上方交叉，做24个节拍。

★ Step9：下身姿势不变，手臂由向上举变为向下伸直，在身前腹部处交叉，做24个节拍。

★ Step10：下身姿势不变，步骤8和步骤9交替变化，各做8个节拍，共做24个节拍。

★ Step11：双手叉腰，右脚快速向左脚并拢，然后恢复原位，左脚快速向右脚靠拢，然后恢复原位，共做24个节拍。

★ Step12：步骤7和步骤11动作交替变化，各做8个节拍，共做24个节拍。

★ Step13：重复步骤4、5、8、9的动作，各做8个节拍，共做32个节拍。

★ Step14：回归步骤1的动作，做8个节拍后结束。

● 方法三：背部拉紧操

【瘦身重点】手臂、大腿、腹部、背部

【动作分解】

★ Step1：两脚分开与肩要宽，脚尖向外，呈倒"八"字，挺胸收腹，双臂伸直抬高上举，在头顶处十指相扣掌心向外。

★ Step2：头部用力向上向后仰，眼睛向上看，胸部张开，腹部收紧，进行深呼吸，吸气到极限再将气慢慢吐出。

★ Step3：手臂姿势不变，上半身朝左侧弯曲，回归后向右侧弯曲，回归后在向前伸展，交替重复5分种左右。

 舒缓安眠操

● **方法一：全身搓摩（重点推荐方法）**

【瘦身重点】手臂、面部、腹部、腰部、腿部

【动作分解】

◎ Step1：双手十指分开，伸到头发里，用力搓磨头部所有部位，做20次以上。

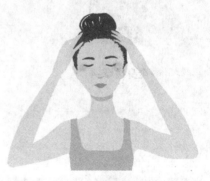

全身搓摩-1

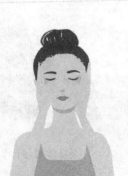

全身搓摩-2

◎ Step2：双手用力搓面部所有部位，然后轻轻拍打面部，各做20次以上。

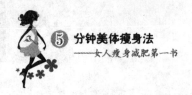
◎ Step3：两手用力搓脖颈后部及能触及到的肩部肌肉，做20次以上。

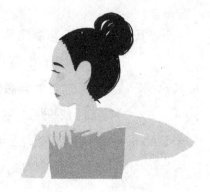

全身搓摩-3

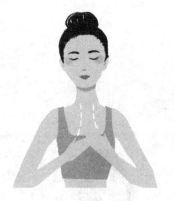

全身搓摩-4

◎ Step4：两手用力从上而下推摩前胸、后背、后腰，各做20次以上。

◎ Step5：将双手分别放在左腿的两侧，用力从上到下，从大腿根部推摩到脚腕处，推20次以上换右腿。

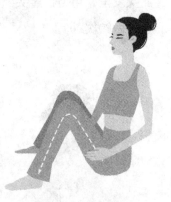

全身搓摩-5

◎ Step6：用右脚脚底搓磨左脚脚面，再用左脚脚底搓磨右脚脚面，然后两脚脚心互相搓磨，各做20次以上。

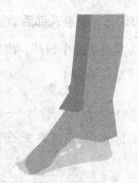

全身搓摩-6

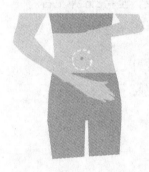

全身搓摩-7

◎ Step7：躺下，两手掌重叠，沿肚脐周围按顺时针绕圈搓摩腹部，然后按逆时针方向绕圈搓摩腹部，各做20次以上。

● **方法二：仰卧伸展四肢**

【瘦身重点】腿部、腹部

【动作分解】

★ Step1：躺在床上，手、脚用力伸展，保持这个状态3分钟。

★ Step2：两腿分开，两脚脚掌相合，用腹部深呼吸100次以上。

★ Step3：右脚抬起，左手用力和右脚相触，然后左脚用力抬起与右手用力相触，重复这个动作20次左右。

★ Step4：两手用力撑住腰部，两腿并拢用力向上举，把身体重心放在两臂上，形成肩倒立的姿势，保持16个节拍，放下。

● **方法三：正坐头部活动**

【瘦身重点】面部、肩部、脖颈

【动作分解】

★ Step1：正坐在椅子上，头部按照前后左右的方向转动，坚持10次以上。

★ Step2：把头发散开，食指叉开，用力按摩头皮，坚持2分钟左右。

★ Step3：双手食指和中指叉开，夹住耳朵下边，上下搓动耳部，坚持2分钟。

★ Step4：肩关节上下活动，转动肩部，坚持2分钟。

● **方法四：站立双臂运动**

【瘦身重点】手臂、肩部

【动作分解】

★ Step1：自然站立，两腿分开与肩同宽，双手在后背处十指相扣，掌心朝上，用力往后伸展，坚持20次以上。

★ Step2：双臂伸开与地面平行，进行深呼吸，坚持10次左右。

★ Step3：手臂自然放在身体两侧，肩部慢慢抬起，然后突然放松，坚持20次以上。

● **方法五：转动肩胛骨**

【瘦身重点】手臂、肩部

【动作分解】

★ Step1：两脚分开与肩同宽自然站立，吸气，双手伸直举在头顶上方，双手合十，背部肌肉有被拉伸的感觉。

★ Step2：呼气，手臂弯曲放下向背部两侧靠拢，上臂要与肩部成一条直线，小手臂尽量与大手臂成一条直线手指向上，掌心向外，肩胛骨向后。

★ Step3：把小手臂放下，手指向下，大手臂尽量保持不变，大手臂与小手臂还要保持90度，活动肩关节。

★ Step4：小手臂变成上提，向身体两侧打开，大手臂与小手臂成135度角，像鸭子展翅，抖动肩部要腰部20次。

睡前枕头操

● **方法一：七步枕头操（重点推荐方法）**

【瘦身重点】大腿、小腿、臀部、背部、腰部

【动作分解】

◎ Step1：趴在床上，把枕头放在腹部下面，双手支撑下颌部位，抬起小腿，双脚击掌，做20次以上。

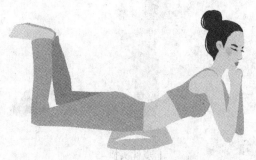

七步枕头操-1

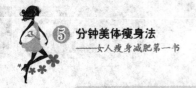
◎ Step2：趴在床上，把枕头放在腹部下面，双手支撑下颌部位，两腿用力向后伸展，单腿用力向上抬高，两腿交替进行。

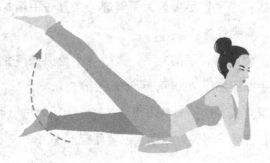

七步枕头操-2

◎ Step3：面部朝上躺在床上，将枕头夹在小腿之间，腰腹协助双腿用力向上抬，坚持4个节拍后，慢慢放下，重复此动作20次左右。

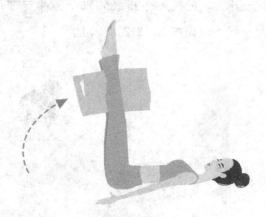

七步枕头操-3

◎ Step4：趴在床上，把枕头放在腹部下面，双臂伸直与肩部成一条直线，用力向上抬起头部，使颈部、胸部、腹部得到充分伸展。

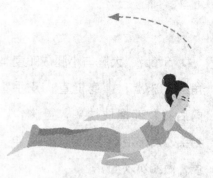

七步枕头操-4

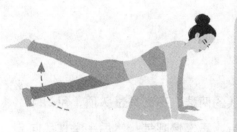

七步枕头操-5

◎ Step5：趴在床上，把枕头放在手臂下方，手臂伸直撑起上身，两腿用力伸直，左腿用力向上抬，做5次后换右腿。

◎ Step6：右手臂弯曲支撑头部，身体侧卧，把枕头放在腰下，腰部用力挺直不要碰到枕头，两腿伸直，左腿用力慢慢向上抬起，做10次后换右腿。

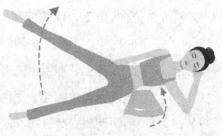

七步枕头操-6

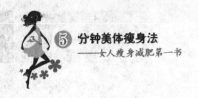

◎ Step7：大腿与小腿成90度角跪在床上，上身挺直，双手向后在背部抱住枕头，挺胸，抬头，肩部带动手臂用力向后伸展，做20次以上。

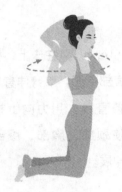

七步枕头操-7

● **方法二：四步枕头操**

【瘦身重点】腰部、手臂、腿部

【动作分解】

★ Step1：盘腿坐下，两手抓住枕头的两端，高高举过头顶，用力向上方舒展，同时深深吸气，再慢慢呼气；然后手举枕头向左方侧身，再向右边侧身，同时配合深呼吸。

★ Step2：大腿与小腿成90度角跪在床上，两手在身后抓住枕头两端，双臂用力向上抬起，保持4个节拍，然后向身体左右扭转，重复这个动作20次以上。

★ Step3：自然坐下，双腿伸直，把枕头放在腿上面，呼气时上身压向枕头，头向一边侧，吸气时上身直立。

★ Step4：趴在床上，枕头放在胸部下方，双手交叉支撑下颌。一条腿慢慢向上抬起，同时吸气，保持4个节拍，然后放下，呼气，两腿交替进行20次以上。

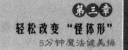

● **方法三：耍枕头**

【瘦身重点】腿部、手臂

【动作分解】

★ Step1：坐在地上，两腿放平，左腿抬起，手拿枕头于左腿下穿过，做8次以后，抬起右腿，将枕头与右腿下穿过，做8次。

★ Step2：自然站立，右手拿枕头，左脚向前迈一大步，把枕头从左膝盖下穿过；然后左手拿枕头，左腿收回，右腿向前迈一大步，同样将枕头从右膝盖下穿过，两腿交替，共做10次左右。

★ Step3：自然站立，双手举起枕头至于头的后部，然后放下，重复20次以上。

★ Step4：自然站立，双腿分开与肩同宽，双手在胸前拿枕头，然后分别将枕头移动到自己的右、后、左面，重复20次以上。

● **方法四：倒置动作**

【瘦身重点】腿部、手臂

【动作分解】

★ Step1：躺在床上，把枕头垫在臀部下方，双臂放在身体两侧。

★ Step2：双腿向上抬起，手臂弯曲扶住腋窝的下面，让双脚接触到墙壁，停留2～5分钟，然后放下。

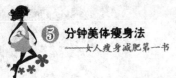
● **方法五：上伸腿**

【瘦身重点】腹部、手臂、双腿

【动作分解】

> ★ Step1：躺在床上，双腿伸直，双臂放在身体两侧。
>
> ★ Step2：把枕头夹在小腿之间，然后双腿向上抬高，双腿抬高到与地
> 面成45°，停留5秒钟放下，反复这个动作5分钟。

● **方法六：船式动作**

【瘦身重点】腹部、手臂、腿部

【动作分解】

> ★ Step1：仰卧在床上，双腿自然并拢，双臂摆在身体两侧，把枕头
> 放在小腿上，调整呼吸。
>
> ★ Step2：吸气，双腿和上半身同时向上抬起，达到极限后停留5秒
> 钟，然后慢慢放下，如果感觉动作有困难可以双手拉住枕
> 头的两边。反复重复5分钟。

第四章
从自然悟出的瘦身真谛

5分钟美体瑜伽术

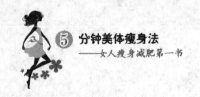

关于美体瑜伽术

美体瑜伽术就是通过练习瑜伽达到瘦身的方法，它与其他有氧运动瘦身方法相比最大的好处是：它除了可以健身美体，还可以达到平心静气、修身养性的目的。它与健美操不同的是健美操使肌肉和内脏处在极度紧张状态，而瑜伽则使新陈代谢变缓，生命体系放松。只要每天坚持练习5分钟就能令你精神百倍，并能拥有优雅气质和迷人身姿。不过，瑜伽的练习不同于其他的运动，在正式开始前我们应当了解相关的注意事项：

（1）练习的时间最好选择在清晨、中午、黄昏，要在饭后2～4小时空腹练习。

（2）选择安静、优雅、空气新鲜的地方，最好离开房间走向大自然，如果在室内要开窗通风或在旁边摆放绿色的植物或鲜花，保持空气的新鲜。

（3）服装要选择宽松舒适的，少戴饰物，练习时裸足，但冬季要注意保暖。

（4）练习时要平心静气、身心集中、心无杂念、避免交谈，单独练习时，还可以选择轻松、舒缓的音乐陪伴。

（5）最好选择在练习前淋浴，这样可使肌肉更柔软，如果想在练功后用热水淋浴，应在15分钟后进行。

（6）在身体处于特殊情况时要更加注意，比如女性在经期内不宜做瑜伽练习；高血压、哮喘病患者只能做简单动作，手术后半年不宜练高难度动作。

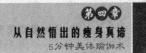
 情侣瑜伽

● **方法一：鱼式（重点推荐方法）**

【瘦身重点】双腿、手臂、腰腹部

【动作分解】

◎ Step1：男方平躺，膝盖弯曲接近腹部，双手自然摆放在身体两侧。

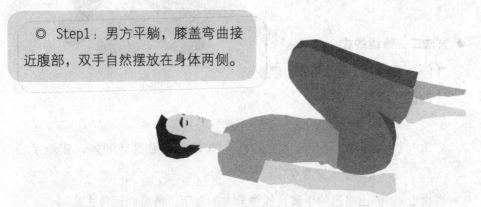

鱼式-1

◎ Step2：女方站在南方前侧双手交叉向上举过头顶，使身体有拉伸感，然后缓缓倒下，使臀部落在男方小腿之上，身体后仰。

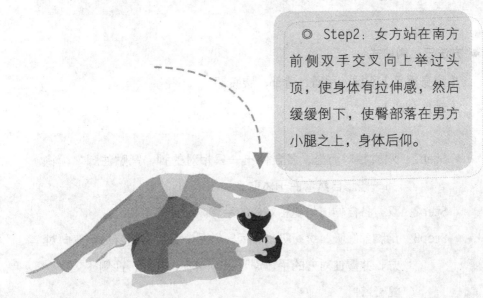

鱼式-2

◎ Step3：男方双手举起，扶在女方腋下，保持这个姿势，停留几
秒钟，再慢慢回到起始位，双方交替练习5分钟。

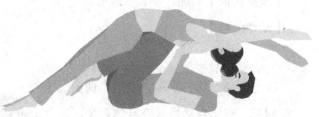

● 方法二：眼镜蛇式

【瘦身重点】双腿、手臂、腰腹部

鱼式-3

【动作分解】

★ Step1：让男方趴下，女方站在男方臀部和膝盖之间处，双腿叉
开，置于男方身体两侧。

★ Step2：伸出自己的手臂，抓住男方的双手，慢慢向后拉去。

★ Step3：各自停留在自己舒适的位置，保持以上姿势，深呼吸10
秒。双方交替练习。

● 方法三：侧曲式

【瘦身重点】双腿、手臂、背部、腰腹部

【动作分解】

★ Step1：双方相对而坐，各自伸出一只相对的脚，紧贴住脚掌，将
另一条腿自然弯曲于体前。

★ Step2：双方各自伸出与腿相对应的手臂，彼此将手相握。

★ Step3：用胸部呼吸，缓缓吸气，同时，另一只手臂随身体侧弯向对
方，并握住对方的手，深呼吸3~4次，起身，换侧，交替重
复5分钟。

● **方法四：拉伸式**

【瘦身重点】背部、手臂、腰腹部

【动作分解】

★ Step1：女方趴在地板上，双臂伸直向前方伸展。

★ Step2：男方站在女方前面，弯腰握住女方伸展的手臂，慢慢向上拉起。

★ Step3：女方自然跟随拉起的幅度抬高身体，保持最放松的姿势，深呼吸3~4次，再慢慢将身体放下，还原为起始位，做10次后双方交换练习，交替重复5分钟。

● **方法五：扭拧式**

【瘦身重点】背部、手臂、腰腹部

【动作分解】

★ Step1：双方相向盘腿而坐。右手各弯向身后，贴在腰部。

★ Step2：伸出左手向对方的右侧，握向对方的右手。

★ Step3：深呼吸，同时身体各自后转，停留片刻，身体转回，松开手臂，之后反向再来一次。

● **方法六：卧背式**

【瘦身重点】腿部、手臂、背部、腰腹部

【动作分解】

★ Step1：两人相背跪坐，后背相靠，男方向前扑倒身体，以头触地，手肘弯曲支撑，同时，双手手心相对。

★ Step2：女方随后顺着男方的身体姿势后仰，将背部自然停靠在男方的背上。

★ Step3：女方双手手心相贴，向后伸展，穿过男方的双手，停留10秒钟左右，慢慢回到起始位，反复这个动作10次，换男方进行。

● **方法七：如愿树式**

【瘦身重点】腿部、背部、腰腹部

【动作分解】

★ Step1：双方自然站立，男方协助女方，使女方将左脚收至右腿腿根。

★ Step2：男方同样，采用相反姿势，将右脚收至左腿腿根部位。双方各自用一手扶住对方的腰，另一手抓住各自的脚腕部位，身体尽力展开，自然呼吸。

★ Step3：双方各自抬起抓住脚腕部位的手，慢慢合于胸前，停留5秒钟。各自扶住腰部的手也向上举起，合十，慢慢举过头顶，停留10秒钟，反向再来。这个过程中要保持吸气自然。

站姿瑜伽

● **方法一：腰躯扭转式（重点推荐方法）**

【瘦身重点】腿部、腰腹部

【动作分解】

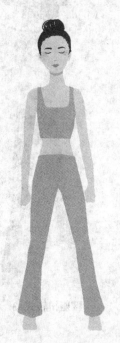

> ◎ Step1：双腿分开比肩略宽自然站立，双臂自然垂于身体两侧。

腰躯扭转式-1

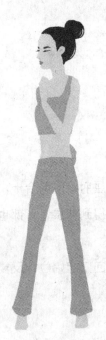

> ◎ Step2：双臂在身体两侧伸直抬高到与肩同高，尽力右转身体，放左手与右肩，右手手臂绕后，放于左胯部。

腰躯扭转式-2

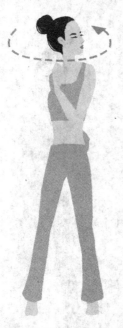

腰躯扭转式-3

◎ Step3：头部左扭，视线向左后，保持30～50秒，还原，换侧练习，反复重复这个动作5分钟。

● 方法二：站姿蝙蝠式

【瘦身重点】腿部、背部、手臂、腰腹部

【动作分解】

★ Step1：双腿分开两肩宽站立，手臂自然摆放。

★ Step2：目视前方，双脚脚后跟略向外移，双臂屈肘在胸前合十，弯曲上身，与地面平行，头向前伸使颈部得到伸展，背部也得到伸展，用腹部呼吸。

★ Step3：双手保持于胸前，深呼吸3～5次，慢慢回归起始位，反复重复5分钟。

● **方法三：站姿金字塔式**

【瘦身重点】腿部、背部、手臂、腰腹部

【动作分解】

★ Step1：两脚分开两肩宽自然站立，双臂自然摆放在身体两侧。

★ Step2：双脚脚后跟微微抬起，上身前屈，与地面平行，双臂伸直双手放于地板上，与肩等宽，手心触地。

★ Step3：骨盆前推，颈部向地面伸展，双手抓住脚的外侧，轻轻拉伸，达到极限后停留几秒钟慢慢回归站立位，反复这个动作5分钟。

● **方法四：树式**

【瘦身重点】腿部、背部、手臂、腰腹部

【动作分解】

★ Step1：自然站立，双臂自然放于身体两侧，挺胸收腹，眼朝前看。

★ Step2：以左腿站立，弯起右腿，抬与左腿内侧大腿处，脚尖向下，脚掌抵左大腿，绷紧身体。

★ Step3：抬起双臂，举过头顶，双手合十，手臂尽力向上伸展。视线向前，均匀呼吸。保持身体平衡，停留10秒回归到起始位，停留30～50秒，反向练习，反复重复5分钟。

● **方法五：风吹树式**

【瘦身重点】腿部、背部、手臂、腰腹部

【动作分解】

> ★ Step1：双腿并拢站立，双臂自然摆放在身体两侧，视线向前。
>
> ★ Step2：手指交叉，向上举过头顶，翻转手腕，使掌心向天。
>
> ★ Step3：以脚尖着地站立，向右弯曲上身，保持10秒；反向弯曲上
> 身，保持10秒。左右各弯曲10次，身体还原。

● **方法六：运动式**

【瘦身重点】腿部、背部、手臂、腰腹部

【动作分解】

> ★ Step1：自然站立，左腿绷直向后伸展，身体重心下移，双臂放于
> 体侧。
>
> ★ Step2：吸气，抬高双臂，向上伸展，指尖向上。
>
> ★ Step3：保持身体平衡，手臂带动上身缓慢后仰，面部向上，均匀
> 呼吸，保持30~50秒。还原身体，换腿练习。重复这个动作
> 5分钟。

● **方法七：双角式**

【瘦身重点】腿部、背部、手臂、腰腹部

【动作分解】

★ Step1：两腿分开两肩宽站立，双手自然摆放在身体两侧。

★ Step2：双手向后相握，十指交叉，手心向内，手臂向上抬起。

★ Step3：呼气，屈上身向前，同时，手臂向上尽力伸展，达到极限后停留几秒钟，还原身体，反复这个动作5分钟。

● **方法八：站立曲腿式**

【瘦身重点】腿部、背部、腰腹部

【动作分解】

★ Step1：站立，两臂自然垂于身体两侧，目视前方。

★ Step2：屈右膝向上抬起，尽力靠近胸部，右手握住脚踝，左手扶住膝盖。

★ Step3：保持身体平衡，均匀呼吸4～5次，还原身体，换侧练习。反复重复这个动作5分钟。

● **方法九：蹲式**

【瘦身重点】腿部、手臂、腰腹部

【动作分解】

★ Step1：双腿分开大约两肩宽站立，双臂在腹前交叉十指，手心向下，自然垂放。

★ Step2：呼气，身体下蹲，屈膝成马步。

★ Step3：吸气，身体向上，脚尖上提，重心随之放于脚尖；呼气，身体下蹲，重心依然放于脚尖，还原，反复重复5分钟。

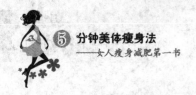

● **方法十：幻椅式**

【瘦身重点】腿部、背部、手臂、腰腹部

【动作分解】

> ★ Step1：双腿并拢自然站立，双手自然放于身体两侧，挺胸抬头收腹。
>
> ★ Step2：双手胸前合十，慢慢举过头部，双臂向上伸展。
>
> ★ Step3：呼气，屈膝，挺胸收腹，仿佛有椅子置于身后，而自己要坐在上面，保持10～30秒，手臂用力，带身体还原为直立。反复重复5分钟。

 坐姿瑜伽

● **方法一：坐姿蝙蝠式（重点推荐方法）**

【瘦身重点】腿部、背部、手臂、腰腹部

【动作分解】

> ◎ Step1：坐在地板上，挺直上身，向身体两侧打开双腿，脚尖向上，手掌放与两侧膝盖。

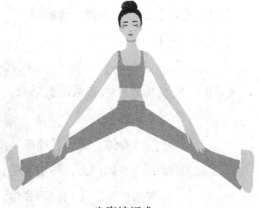

坐姿蝙蝠式-1

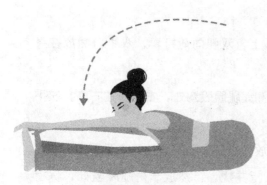

◎ Step2：双手分别去抓住两侧脚尖，肋骨打开，背部伸直，视线向前。

坐姿蝙蝠式-2

★ Step3：向前慢慢俯身，使胸部贴近地面，下巴抵地，均匀呼吸，保持15～30秒。还原，反复重复5分钟。

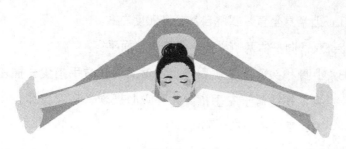

坐姿蝙蝠式-3

● **方法二：莲花坐式**

【瘦身重点】腿部、背部

【动作分解】

★ Step1：上身直立，坐在地板上，双腿向前打直，双手自然放在身体两侧。

★ Step2：使手握右脚，放与左侧大腿腹股沟处，右手握住右膝，左手抓住右脚。

★ Step3：双手握左脚，将左脚放与右侧大腿腹股沟处。双手拇指与食指指尖相触，其余三指并拢，自然放于两腿膝盖处，保持30～50秒，然后慢慢还原，反复这个动作5分钟。

● **方法三：转躯触趾式**

【瘦身重点】腿部、背部、手臂、腰腹部

【动作分解】

★ Step1：上半身坐直，双腿自然分开90度左右。

★ Step2：双臂向身体两侧平伸，直至与地面平行。

★ Step3：上身和头部向左侧后转，左臂后伸，右手指尖去握左脚脚尖，视线落于左手指尖，呼吸4～5次，还原身体，反向练习，重复这个动作5分钟。

● **方法四：半箭式**

【瘦身重点】腿部、背部、腰腹部

【动作分解】

★ Step1：坐在地板上，挺直腰部，屈膝弯腿，脚跟尽力后靠。

★ Step2：使右手握右脚脚心，左手握左脚踝，吸气，上伸右脚，绷直右膝，右腿伸展，视线向右脚脚尖。

★ Step3：左脚慢慢上抬，保持身体平衡，停留15～30秒，还原身体，换侧练习，重复这个动作5分钟。

● **方法五：坐姿扭转式**

【瘦身重点】腿部、背部、手臂、腰腹部

【动作分解】

★ Step1：坐在地板上，双腿向前伸直，屈右膝，使右脚踝贴近左腿腹股沟处。

★ Step2：身体侧转45度，使右臂后绕，肘弯靠近右膝，在身后握住左手，深呼吸，腰腹部用力。

★ Step3：身体伸展，保持15～30秒，还原，换侧练习。重复3～5次。

● **方法六：卧蝶式**

【瘦身重点】腿部、背部、手臂、腰腹部

【动作分解】

★ Step1：坐在地板上，脚心相对。双手自然放于身体两侧。

★ Step2：吸气，双手相握，上举，使身体有拉长之感。呼气，弯身向下，额头轻触脚趾，保持2～3个呼吸。

★ Step3：吸气，双臂前伸，尽力伸到最远；使身体与地面接触面积达到最大。均匀呼吸。坚持4～5呼吸，还原，重复4～5次。

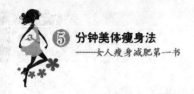
● **方法七：脊椎扇式**

【瘦身重点】腿部、背部、手臂、腰腹部

【动作分解】

★ Step1：上半身直立坐在地板上，双腿伸直最大程度的打开。

★ Step2：左手扶地，挺直上身。呼气，以右臂使力，带动身体转向左侧，重心向左下使力，右臂尽力向上举起。保持10秒。

★ Step3：左臂用力，同时双脚脚尖使力，支撑身体，向上抬起。打开颈部、肩部、胸部，以及两臂，保持10秒，反向练习。重复2~3次。

● **方法八：吉祥式**

【瘦身重点】腿部、背部、腰腹部

【动作分解】

★ Step1：坐在地板上，挺直上身，双手自然放于身体两侧。

★ Step2：屈双膝，使两脚掌体前相贴。

★ Step3：向前慢慢俯身，尽力贴近地面，下巴抵地，均匀呼吸。保持15~30秒。还原。重复3~5次。

● **方法九：全脊柱转动式**

【瘦身重点】腿部、背部、腰腹部

【动作分解】

★ Step1：坐在地板上，挺直上身，双手自然放于身体两侧。

★ Step2：右腿伸直，弯左腿，将左脚落于右腿外侧，右手手臂背侧绕过左腿膝盖外侧，手指握左脚脚踝处。

★ Step3：左手背后绕过，掌心向外，置于右侧腰部，上身转向左后方，视线向后，保持30~50秒。身体转向前方，双腿还原坐姿，反向练习。重复3~4次。

 俯姿瑜伽

● 方法一：眼镜蛇式（重点推荐方法）

【瘦身重点】腿部、背部、腰腹部

【动作分解】

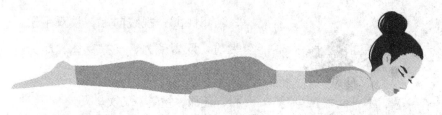

眼镜蛇式-1

◎ Step1：俯卧在地垫上，双腿并拢，双手自然放于身体两侧。

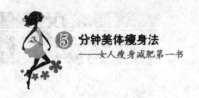

◎ Step2：吸气，颈部使力，抬起上身，头尽量后仰。

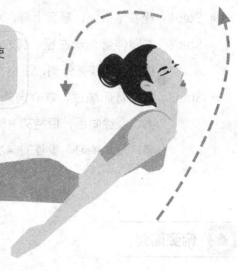

眼镜蛇式-2

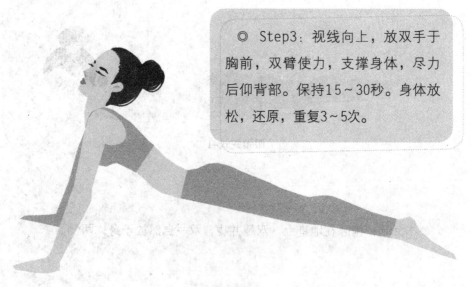

◎ Step3：视线向上，放双手于胸前，双臂使力，支撑身体，尽力后仰背部。保持15～30秒。身体放松，还原，重复3～5次。

眼镜蛇式-3

● **方法二：弓式**

【瘦身重点】腿部、背部、手臂、腰腹部

【动作分解】

- ★ Step1：俯卧在地垫上，弯起小腿，脚掌向上，向后伸双手抓住两脚踝。
- ★ Step2：深呼吸，呼气时，肩部、胸部和两腿一起向上尽力抬起，身体绷紧，向上拱起。保持10秒左右。
- ★ Step3：尽力抬高胸部和两腿，左手放开脚踝，左手和左腿尽力上伸。保持5秒钟，身体放松，还原。反向练习。重复1～2次。

● **方法三：木马式**

【瘦身重点】腿部、背部、手臂、腰腹部

【动作分解】

- ★ Step1：俯卧在地垫上，弯起小腿，脚掌向上，向后伸双手抓住两脚踝。
- ★ Step2：深呼吸。呼气时，肩部、胸部和两腿一起向上尽力抬起。身体绷紧，向上拱起。
- ★ Step3：吸气，身体前摆，以胸部接触地面，伸直两臂；身体后摆，抬起头部和胸部，以膝盖接触地面；呼气，向右侧翻身体，保持10秒钟；向左侧翻身体，保持10秒钟。身体还原为弓式。放开双手，身体还原。重复2～3次。

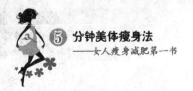

● **方法四：半蝗虫式**

【瘦身重点】腿部、背部、腰腹部

【动作分解】

★ Step1：俯卧在地垫上。双臂自然放于身体两侧，掌心向下，双腿伸直，脚尖勾起，抵地，下巴和喉咙处贴地呼吸。

★ Step2：吸气，脚尖使力蹬地，膝盖抬起，挺起腰部；吸气，腰部继续上挺，脚尖尽力前移，保持下巴和喉咙处贴地，绷紧颈部和背部。保持15～30秒。

★ Step3：脚尖慢慢后移，放下腰部，还原身体。重复2～3次。

● **方法五：蛙式**

【瘦身重点】腿部、背部、手臂、腰腹部

【动作分解】

★ Step1：俯卧在地垫上，两臂向前伸过头部，掌心贴在地面上。`

★ Step2：呼气，向上屈双膝，两手分别握住两脚脚踝。

★ Step3：向身体两侧下压小腿，尽力使两腿抵地，保持5秒钟，身体放松，还原。重复2～3次。

● **方法六：半弓式**

【瘦身重点】腿部、背部、手臂、腰腹部

【动作分解】

★ Step1：俯卧在地垫上，双腿伸直，双臂自然放于身体两侧。

★ Step2：吸气，抬右脚，以左手拉住，尽力抬至半弓形，保持10秒左右。

★ Step3：还原，抬左脚，以右手拉住，反向练习，重复3～5次。

● **方法七：简易鳄鱼式**

【瘦身重点】腿部、背部、手臂、腰腹部

【动作分解】

★ Step1：俯卧在地垫上，双腿伸直，双臂自然摆放在身体两侧。

★ Step2：两腿微微打开，以脚尖着地；掌心着地，放于胸部两侧。肘部向上，紧贴身体。

★ Step3：呼气，收腹，以手掌和脚尖使力，支撑身体抬高约5～6厘米，全身成直线，身体平行于地面。保持20～30秒钟。身体放松，还原。重复3～5次。

● **方法八：游泳式**

【瘦身重点】腿部、背部、手臂、腰腹部

【动作分解】

★ Step1：俯卧在地垫上，身体伸直，两臂前伸，掌心向下。

★ Step2：吸气，上抬双手和双腿。双臂向两侧划向身后。头部和胸部尽力上抬。保持15～20秒。

★ Step3：呼气。绷紧身体。慢慢放下双臂双腿。停留10秒。重复3～5次。

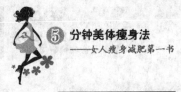

 仰姿瑜伽

● **方法一：下轮式（重点推荐方法）**

【瘦身重点】腿部、背部、手臂、腰腹部

【动作分解】

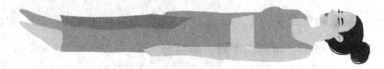

下轮式-1

◎ Step1：仰躺在地板上。身体伸展，双手自然放于体侧。

◎ Step2：将双膝向内弯曲，直至脚跟贴近各自大腿根部，脚掌着地，双臂伸向头部耳旁，掌心向下，指尖指向双脚方向。

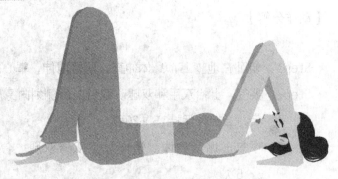

下轮式-2

◎ Step3：呼气，抬起背部，髋部与腹部使力上抬，头部垂向地面，伸展双臂，以双手双脚用力支撑身体，均匀呼吸，保持2～3个呼吸，身体放松还原。重复2～3次即可。

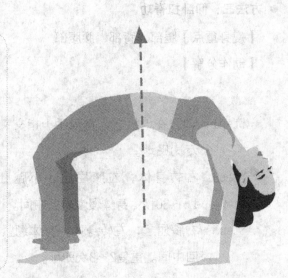

下轮式-3

● **方法二：倒箱式**

【瘦身重点】腿部、背部、腰腹部

【动作分解】

★ Step1：仰卧在地板上，双手自然放在身体两侧。以手掌使力，双腿上抬，直至与地面成直角。

★ Step2：继续上抬髋部，使双腿越过头部，脚尖绷紧，指向地面。

★ Step3：弯曲双肘，托住腰部，屈膝成直角，将双腿回收，成大腿与地面平行状态。下颌收起，抵住胸部，身体伸展。保持30～60秒。慢慢还原成仰卧，重复2～3次即可。

● **方法三：仰卧扭脊功**

【瘦身重点】腿部、背部、腰腹部

【动作分解】

★ Step1：仰卧在地板上，将双手十指交叉，置于后脑勺，手肘关节
　　　　　尽力贴地。

★ Step2：右转身体，左膝屈起，小腿肚向大腿内侧紧贴。保持
　　　　　15～30秒；身体慢慢转回中间。

★ Step3：右膝屈起，左转身体，身体绷紧。保持15～30秒。慢慢转
　　　　　回中间。重复2～3次即可。

● **方法四：桥式**

【瘦身重点】腿部、背部、手臂、腰腹部

【动作分解】

★ Step1：仰卧在地板上，两臂自然放于身体两侧，掌心向下。

★ Step2：双腿慢慢后移，双膝稍屈。吸气，臀部上抬，双膝伸展，
　　　　　身体绷紧，保持30～50秒。

★ Step3：慢慢下滑脚跟，使身体拱成桥行，以肩部使力，保持
　　　　　30～40秒，慢慢落下身体。停留10秒，重复2～3次即可。

● **方法五：船式**

【瘦身重点】腿部、背部、手臂、腰腹部

【动作分解】

★ Step1：仰卧在地板上，双臂自然伸直放于体侧，手心向上。

★ Step2：用力握紧双手，翻转向下。慢慢将头部和双脚抬起，抬高20～25厘米左右，身体绷紧。保持30～50秒。

★ Step3：松开双拳，头部和双脚慢慢放回，停留10秒左右。重复2～3次。

● **方法六：加强船式**

【瘦身重点】腿部、背部、手臂、腰腹部

【动作分解】

★ Step1：仰卧在地板上，双臂自然放于体侧，手心向上。

★ Step2：吸气。抬高双脚、双臂和上身，只以臀部使力着地。身体保持平衡。绷紧双臂、双腿。呼气，身体慢慢放回。

★ Step3：均匀呼吸，放松身体。重复3～5次。

● **方法七：锄式**

【瘦身重点】腿部、背部、腰腹部

【动作分解】

★ Step1：仰卧在地板上，双手自然放于体侧。

★ Step2：吸气，上抬双脚，慢慢越过头部，以脚尖抵地。

★ Step3：双手支住背部，手肘使力。保持15～30秒。还原，放松，重复2～3次即可。

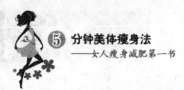
● **方法八：摇摆式**

【瘦身重点】腿部、背部、手臂、腰腹部

【动作分解】

★ Step1：仰卧在地板上，双臂自然放于体侧。

★ Step2：屈膝，并拢双膝，脚掌离地，使大腿靠向胸部。双手十指交叉，抱住双膝。

★ Step3：头部上抬，身体向前向后慢慢摇摆。脚与头不要接触地面。重复2～3次即可。

● **方法九：炮弹式**

【瘦身重点】腿部、背部、腰腹部

【动作分解】

★ Step1：仰卧在地板上，双手伸直自然放于体侧。

★ Step2：吸气，屈膝，双手交叉，抱住双膝。双腿贴近身体，下颌抵膝。保持30～50秒。

★ Step3：呼气，松开双手，放松身体。重复2～3次即可。

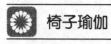 **椅子瑜伽**

● **方法一：半莲花式（重点推荐方法）**

【瘦身重点】腿部、背部、手臂、腰腹部

【动作分解】

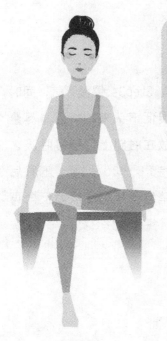

半莲花式-1

◎ Step1：坐在椅子上，挺直上半身。弯左腿收至右腿根部，将脚心部位保持向上。右腿于地面成90度角。

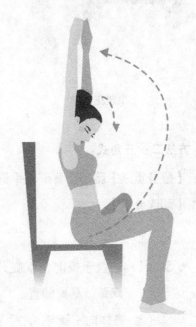

半莲花式-2-1

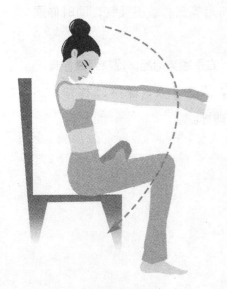

半莲花式-2-2

◎ Step2：慢慢吸气，双手相对尽力向上方伸起。慢慢呼气，将头低下来，手随之由向上转为向前伸展，继续向下，尽力做到可以使双手贴至地面，呼气，吸气，将头抬起。

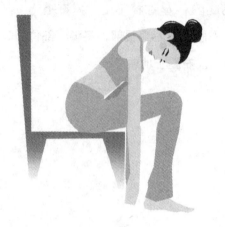

半莲花式-3

◎ Step3：慢慢呼气，同时慢慢低下头来，将上身尽量平放在右腿上，缓慢呼吸，保持15～20秒钟，还原后稍稍停留片刻。然后反向再来，各重复2～3次。

● **方法二：三角式**

【瘦身重点】腿部、背部、手臂、腰腹部

【动作分解】

★ Step1：站直于椅前，双腿分开，与肩等宽。缓缓吸气，同时伸展双臂，尽量伸直。

★ Step2：身体向左侧弯，左手放椅面，右手顺势抬起，保持两臂伸直。

★ Step3：扭转头部，视线看向右手，缓缓呼吸，保持15秒钟，还原。反向再来。重复2～3次即可。

● **方法三：骆驼式**

【瘦身重点】腿部、背部、腰腹部

【动作分解】

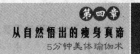

★ Step1：选择站立在椅子后面，保持自然放松姿态，手扶椅背部，
两腿打开，略与肩宽。

★ Step2：慢慢吸气，同时，将头后仰，胸腹部肌肉收紧。

★ Step3：保持15～20秒钟，慢慢还原。重复做2～3次。

● **方法四：转身式**

【瘦身重点】背部、腰腹部

【动作分解】

★ Step1：坐在椅上三分之一处，挺直上身。

★ Step2：左手扶住椅背，右手放椅子左侧。

★ Step3：缓慢呼吸，同时，将身体慢慢转向右侧，停留10秒左右，
反方向再做。重复4次。

● **方法五：下蹲式**

【瘦身重点】腿部、背部、腰腹部

【动作分解】

★ Step1：双腿并拢，站在椅子后面。

★ Step2：抬起双手扶椅背，双臂尽力伸展。

★ Step3：配合呼吸，将腿后迈一步，身体下蹲，直至大腿与地面平
行。保持10秒左右，还原。重复4～5次。

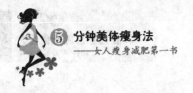

● **方法六：鞠躬式**

【瘦身重点】腿部、背部、腰腹部

【动作分解】

★ Step1：双腿合拢，站在椅子后面。

★ Step2：抬起双臂，扶住椅背，尽力伸展双臂，使腰部弯曲屈伸成直角。

★ Step3：背部与地面平行，下压，均匀呼吸，保持1分钟，还原。重复4～5次。

● **方法七：前弯式**

【瘦身重点】腿部、背部、腰腹部

【动作分解】

★ Step1：坐于椅上1/3处，身体挺直。

★ Step2：将双腿向前伸直，双膝部挺直。

★ Step3：上半身慢慢向前弯下，双手伸直向前，触到脚踝。均匀呼吸5次左右。还原。将动作重复3～5次。

● **方法八：提臀式**

【瘦身重点】腿部、背部、腰腹部

【动作分解】

★ Step1：站在椅子背面，挺直身体，双手自然放置椅背上。

★ Step2：均匀呼吸。呼气，挺直上半身，将右腿向后慢慢抬起。

★ Step3：尽力将腿抬至最高，同时，下压腰部，呼吸3～5次。将身体还原。反方向再来，重复3次。

● **方法九：舞蹈式**

【瘦身重点】腿部、背部、手臂、腰腹部

【动作分解】

★ Step1：站在椅后，站直身体，将双手自然放在椅背上。

★ Step2：左手保持不动，弯右腿，用右手握住右脚，眼睛直视前方。

★ Step3：整个过程保持深呼吸，右手尽力举起右脚，深呼吸，还原，反方向重复。各做3次。

● **方法十：椅前锄式**

【瘦身重点】腿部、背部、腰腹部

【动作分解】

★ Step1：身体平躺，头朝向椅座方向，双手平放身体两侧。

★ Step2：缓缓抬起双腿，抬起过程中，腿尽力保持直立，抬至臀部离开地面。

★ Step3：双腿继续抬起，直到双脚越过头顶，落于椅座上。保持1分钟左右，还原。反复3次。

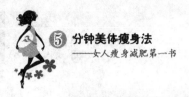
 前伸展式瑜伽

● **方法一：单腿站立伸展式（重点推荐方法）**

【瘦身重点】腿部、背部、腰腹部

【动作分解】

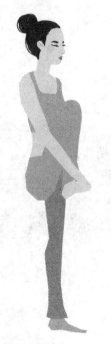

◎ Step1：普通站姿，深呼吸，右腿膝盖弯曲向上抬起，并用右手拇指、食指和中指握右脚大脚趾。左手手掌扶左臀。保持10秒钟。

单腿站立伸展式-1

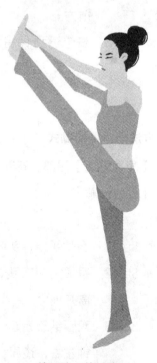

◎ Step2：吐气，右腿慢慢伸展，保持身体平衡。左手前伸，与右手同握右脚同时，尽力向上拉右腿。保持10秒钟。

单腿站立伸展式-2

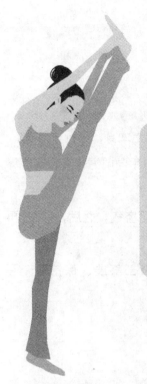

单腿站立伸展式-3

◎ Step3：深呼吸一，同时低头，使头、鼻、下颚贴近右膝盖，保持15~20秒钟。

◎ Step4：吐气，松开双手，右腿落于地面。换左腿来做，重复3~5次。

● **方法二：虎伸展式**

【瘦身重点】腿部、背部、腰腹部

【动作分解】

★ Step1：采取跪姿，手臂伸直，手掌撑地，手臂与肩为直线，背部伸展。

★ Step2：身体前弓，若圆弧，伸右膝至胸下方向，同时，将头向内缩向胸下。

★ Step3：用腹部使力，抬右腿，尽力向后抬为最高，头部还原向前，视线朝向前方。重复3~5次，换左腿。

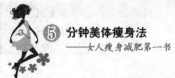
● **方法三：猫伸展式**

【瘦身重点】手臂、背部、腰腹部

【动作分解】

★ Step1：采取跪姿，大腿与小腿成直角。弓起上本身，平行与地面。

★ Step2：双手触地，手臂与地面成直角。抬左手向前方伸直，高度等肩。深呼吸，抬头，背部挺直。

★ Step3：尽力使用腹部吸气，使肺部吸进充足空气，之后，停5秒再缓缓吐气。

★ Step4：吐气时，头慢慢低下，弓身，使背部舒展，保持两个呼吸。换右手，重复3～5次。

● **方法四：狗伸展式**

【瘦身重点】腿部、背部、腰腹部

【动作分解】

★ Step1：采取俯卧，腿部并拢。双手自然置于身体两侧，手心向上。

★ Step2：抬起双手，放于胸部两旁，屈手肘，以手撑地。双脚脚趾蹬地。吸气，将手肘伸展，撑起身体，此时，身体只双手和双脚脚趾支撑。

★ Step3：抬起头部，视线向上。保持两个呼吸。

★ Step4：深呼吸，同时头还原，视线向前。慢慢落下身体，从腿部到腹部、胸部，最后头也随着落于地板，转向一侧。放松身体，停留20秒种左右。反复5次。

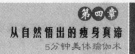
● **方法五：三角扭转侧伸展式**

【瘦身重点】腿部、背部、手臂、腰腹部

【动作分解】

★ Step1：普通站姿，双腿分开130厘米左右。抬起双臂，与肩同等高度，掌心向下。

★ Step2：右脚侧转向右90度，左脚侧转向左前方，蹦直左腿。屈右腿至大腿与小腿成90度，同时，右腿大腿部位要平行与地面。

★ Step3：吐气，同时，侧扭身体，伸出左手臂过右腿膝盖，左手掌落于右脚外侧地上，左腋窝紧贴于右膝盖。

★ Step4：扭身向右，同时，伸右臂，过右耳继续向前，目视右臂，保持左膝盖的紧绷，深呼吸，5～7次。先抬左手离地，慢慢还原身体。反方向重复，重复3次。

● **方法六：三角伸展式**

【瘦身重点】腿部、背部、腰腹部

【动作分解】

★ Step1：普通站姿，深呼吸。双腿分开1米左右。抬起双臂与肩部等高，伸展双臂，掌心向下。

★ Step2：右脚转右侧90度，左脚右转45度，弯身向右，伸右手，直至右手掌贴近右脚后跟。还可以继续伸展，使右手掌贴地。

★ Step3：左臂依然保持水平，与肩成直线，垂直向地面。掌心自然转向前方。视线朝向左手掌。右膝尽力上提。保持15～20秒。还原到步骤1，换身体另一侧。重复3～5次。

● **方法七：伸臂伸展式**

【瘦身重点】腿部、背部、手臂、腰腹部

【动作分解】

★ Step1：普通站姿，掌心相对合十胸前。

★ Step2：深深吸气，举双手过头顶，同时，胸部挺起，腹部收紧。头
继续后仰，脊椎尽力伸展，呼吸5~7次。

★ Step3：将身体慢慢还原，双手亦还原胸前，成合十状。反复5次。

● **方法八：双腿背部伸展式**

【瘦身重点】腿部、背部、腰腹部

【动作分解】

★ Step1：采取坐姿，上身挺直。并拢双腿。

★ Step2：双手向前握脚踝，腹部贴近大腿。深深吸气，放松肩、
肘，颈部，抬头。

★ Step3：双手手掌与背后合十，指尖向上，慢慢上移。俯上身，使
腹部贴近大腿，深呼吸，还原。重复3~5次。

● **方法九：站立伸展式**

【瘦身重点】腿部、背部、腰腹部

【动作分解】

★ Step1：普通站姿，双腿间隙略窄于肩。抬起双臂，伸直。掌心
　　　　向下。

★ Step2：挺直腰背部，脊椎伸展。使盆骨前伸，转动身体，同时保持
　　　　上身直立，头与颈、背部成直线，与大腿成直角。

★ Step3：继续转动盆骨，挺直后背，直至上半身贴与双腿，双手平
　　　　放于双脚外侧，手臂贴于双腿外侧。腿部绷紧。保持身体
　　　　平衡，呼吸5~7次，还原身体。反复3~5次。

单腿交换式瑜伽

● **方法一：单腿平衡式（重点推荐方法）**

【瘦身重点】腿部、腰腹部

【动作分解】

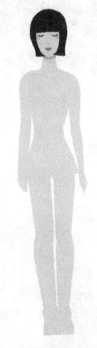

◎ Step1：普通站姿，并拢双腿，上
身挺直。双手自然下垂在身体两侧。

单腿平衡式-1

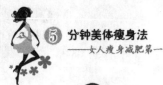

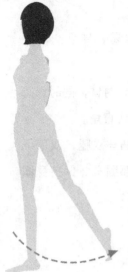

单腿平衡式-2

◎ Step2：屈手臂，使双手背后，合十手掌。右腿向后一小步，使脚趾点地，左腿保持伸直。

◎ Step3：深呼吸，缓慢向前倾斜上身，同时右腿缓慢抬起，使左腿支撑身体。

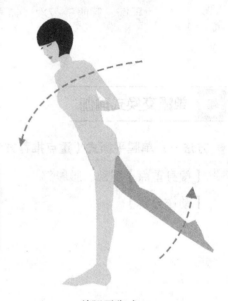

单腿平衡式-3

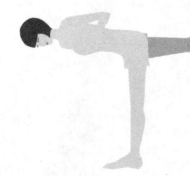

单腿平衡式-4

◎ Step4：上身继续前倾，右腿继续抬起，直至右腿同背部成直线，平行于地面。保持，呼吸两次。还原身体。休息15秒种左右，反向再来。重复4~5次。

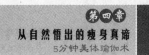

● **方法二：单腿跪伸展式**

【瘦身重点】腿部、背部、腰腹部

【动作分解】

★ Step1：坐在地板上，屈膝，腿双交叠，臀部坐于两腿小腿。

★ Step2：左腿前伸，腿绷直，臀部坐于右脚一侧。双手握住左脚脚尖，身体绷紧，腹部紧贴左侧大腿。均匀呼吸。3～5次。

★ Step3：屈左膝，还原，右腿前伸，反向练习。重复3～5次。

● **方法三：单腿前屈式**

【瘦身重点】腿部、背部、腰腹部

【动作分解】

★ Step1：双腿向前伸直坐在地板上，双手自然下垂放在身体两侧。

★ Step2：屈左膝，使膝盖贴近地面，左脚跟贴右腿腹股沟。拉伸右腿，使右脚趾尽力向上。

★ Step3：深呼吸，慢慢抬双臂过头，然后前伸，使手指可以触到右脚脚趾，背部挺直，保持10～15秒。手臂还原，反向练习，重复3～4次。

● **方法四：单腿内收式**

【瘦身重点】腿部、背部、腰腹部

【动作分解】

★ Step1：身体平躺，抬起双腿，屈膝，小腿与地面平行，大腿与地面垂直。双手放于膝盖，绷紧脚趾。

★ Step2：呼气，慢慢抬起头部、肩部，腰部保持姿势不动。

★ Step3：深呼吸，慢慢伸出右脚，伸展右腿，右手置左膝上，保持脚趾绷紧。保持呼吸2次。还原右脚，反向重复。各做10次左右。

● **方法五：单腿旋转式**

【瘦身重点】腿部、背部、腰腹部

【动作分解】

★ Step1：身体仰卧，双腿并拢，双手自然放于身体两侧，掌心向下。

★ Step2：慢慢抬起右腿，膝盖绷紧，伸至右腿与地面成直角。

★ Step3：顺时针旋转右腿空中画圆，旋转10次。逆时针旋转右腿，旋转10次。还原右腿，交换左腿。

● **方法六：单腿三步站立式**

【瘦身重点】腿部、背部、腰腹部

【动作分解】

★ Step1：普通站姿，屈上身，使背部与地面平行，双手自然放两腿侧。

★ Step2：深呼吸，弯右腿，放右脚于左脚。保持身体平衡，停留5秒，换左腿。

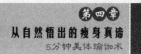

★ Step3：弯右腿，放右脚于左腿膝盖，保持身体平衡，停留5秒，换
　　　　左腿。

★ Step4：弯右腿，放右脚于左大腿腹股沟，保持身体平衡，停留5
　　　　秒，换左腿。反复重复3次。

● **方法七：单腿拉伸平衡式**

【瘦身重点】腿部、背部、腰腹部

【动作分解】

★ Step1：身体站立，身体后退一步，蹲下身体。

★ Step2：均匀呼吸，右腿前伸，双手前伸，握住右脚，膝盖绷紧，保
　　　　持身体平衡，停留5秒钟。

★ Step3：右腿还原，换左腿，反复3次。

● **方法八：单腿桥式**

【瘦身重点】腿部、背部、腰腹部

【动作分解】

★ Step1：身体平躺，弯起双膝，并拢，双腿离开地面。

★ Step2：深呼吸，臀部用力抬起，保持身体平衡。

★ Step3：抬高右脚，放在左腿膝盖上，停留7~10秒，还原。反向练
　　　　习，重复3~5次。

❀ 肩立式瑜伽

● **方法一：肩立式（一）（重点推荐方法）**

【瘦身重点】腿部、背部、肩部、腰腹部

【动作分解】

◎ Step1：地板应该铺有毛毡，身体平躺于毛毡上，双手平放于身体两侧，手心向下，双腿屈膝，脚掌贴于地面。

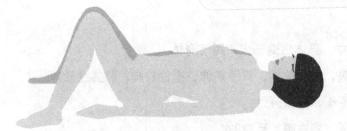

肩立式-1

◎ Step2：深呼吸，同时，向上抬起膝部。此时，双手及时支撑于背部，大拇指在外，用其余四指放于接近肩胛骨部位支撑，四指并拢指向臀部。手肘保持与肩同宽度，背部保持挺直。膝部抬至头顶上方，小腿部位保持垂直，脚掌向上。

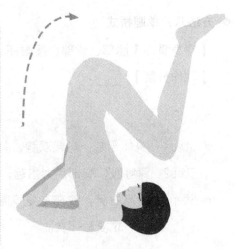

肩立式-2

◎ Step3：深呼吸，将腿部缓慢伸展，脚趾尽力指向上方。此时，身体处于垂直状态，手肘部用力支撑身体，呼吸自然，保持30秒左右，然后还原。

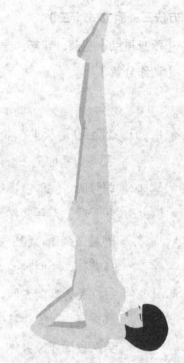

肩立式-3

● 方法二：肩立式（二）

【瘦身重点】腿部、背部、腰腹部

【动作分解】

★ Step1：仰卧在地板上，并拢双腿，双脚直立。双臂自然放于身体两侧，手心向下。

★ Step2：深呼吸，同时慢慢抬起双脚，直至与地面垂直，保持姿势。

★ Step3：深呼吸，双手紧按地面，抬起臀部，双腿继续向前伸展，双脚越过头顶，腿部抬至与地面平行状态。保持姿势，双手支撑背部，手肘用力，要保持背部挺直，停留15秒后慢慢还原身体，反复以上动作5分钟。

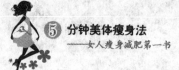
● **方法三：肩立式（三）**

【瘦身重点】腿部、背部、腰腹部

【动作分解】

★ Step1：仰卧在地板上，并拢双腿，双脚直立，双臂自然放于身体两侧，手心向下。

★ Step2：深呼吸，同时慢慢抬起双脚，直至与地面垂直。保持姿势。

★ Step3：深呼吸，双手紧按地面，抬起臀部，双腿继续向前伸展，双脚越过头顶，腿部抬至与地面平行状态，保持姿势。双手支撑背部，手肘用力。要保持背部挺直。

★ Step4：屈左腿，弯起左膝，将左脚放在右腿大腿上，脚心向下，右脚以同样的方法叠于左腿之上，成"莲花坐"，保持这个姿势30秒后还原身体，反复重复以上动作5分钟。

● **方法四：单腿肩立式**

【瘦身重点】腿部、背部、肩部、腰腹部

【动作分解】

★ Step1：双腿向上立起，挺直背部，双手放在腋窝下方，手肘撑地，呈肩倒立式。

★ Step2：呼气，将左腿慢慢落向头部，直至左脚能踩住头顶前的地面，尽力绷直腿部。

★ Step3：保持，深呼吸三次，还原左腿，成肩倒立，弯曲双膝，落于额头，慢慢放松，还原身体。

侧角伸展式瑜伽

● **方法一：侧角转动式（重点推荐方法）**

【瘦身重点】腿部、背部、腰腹部

【动作分解】

◎ Step1：身体站立，双腿尽力分开，略于两肩宽。双手身侧举起，与肩等高，掌心向下，右脚向右转90度，左脚略向右转，屈右膝，使大腿平行地面，小腿垂直地面。

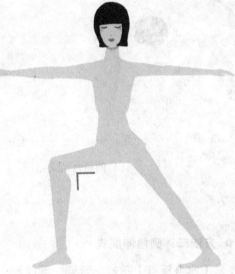

侧角转动式-1

◎ Step2：深呼吸，转动左腿，伸左臂放右腿膝盖，继续前伸，直至左腋窝抵右膝，左手手心放于右脚外侧地面。

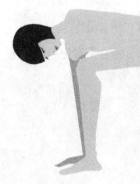

侧角转动式-2

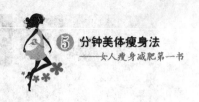

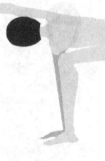

◎ Step3：左膝绷紧，身体右转，右臂贴头部太阳穴伸出。深呼吸，保持2～3个呼吸，还原。反向练习，重复3～5次。

侧角转动式—3

● **方法二：侧角伸展式**

【瘦身重点】腿部、背部、腰腹部

【动作分解】

★ Step1：身体站立，双腿尽力分开，略于两肩宽。双手身侧举起，与肩等高。掌心向下。右脚向右转90度，左脚略向右转，屈右膝，使右大腿平行与地面。左膝伸直，身体绷紧。

★ Step2：伸右手臂，放右腿内侧地上，脸部上转，左手手臂贴头部太阳穴前伸。

★ Step3：均匀呼吸，保持4～5个呼吸，还原，反向练习，重复3～4次。

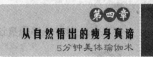

● **方法三：加强侧伸展式**

【瘦身重点】腿部、背部、手臂、腰腹部

【动作分解】

★ Step1：身体站立，双手背后合十，指尖向上，停于肩胛骨中间。

★ Step2：深呼吸，腿分开两肩宽，身体右转，右脚转右90度，左脚转70度左右，头略后仰，上身前弯，紧贴右腿，头部靠住右膝。

★ Step3：双膝保持，下巴慢慢伸过右膝，保持15～20秒。

★ Step4：深呼吸，头部转向前，双脚还原向前，上身还原。停留30秒，反向练习。重复2～3次。

● **方法四：扭体侧伸展式**

【瘦身重点】腿部、背部、手臂、腰腹部

【动作分解】

★ Step1：身体站立，双腿分开两肩宽。屈右膝，大腿与地面平行。左腿绷直。

★ Step2：上体转后，双手合十于体前，头部上转，视线向上。

★ Step3：深呼吸，保持4～5个呼吸，反向练习，重复3～5次。

● **方法五：三角扭转侧伸展式（二）**

【瘦身重点】腿部、背部、手臂、腰腹部

【动作分解】

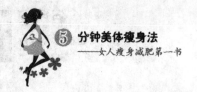
★ Step1：身体站立，双腿分开约两个肩宽，右脚转右90度，左脚转右70度。髋部转右。左腿保持绷直。

★ Step2：深呼吸，屈右膝成直角，身体略前倾，保持身体伸展状态，双手放右腿。上身转向右侧，伸左手放于右脚外侧地面，手肘贴近右膝。右手放于右大腿。

★ Step3：转动左臂，使左侧腋窝贴近右大腿外侧，伸右手手臂贴右太阳穴向上，均匀呼吸，保持30～50秒，还原，反向练习。

第五章
"旱鸭子"瘦身爱上水
5分钟水中热身操

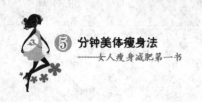

关于水中热身操

水中热身操就是在水中进行瘦身的方法，它与陆地瘦身方法相比有一个最大的好处：水中的阻力较大，在水中锻炼 5 分钟就相当于在陆地上锻炼 10 ~ 20 分钟左右，不仅节省了时间，还能提高瘦身的效果；与游泳不同的是，水中热身操运动强度较低，有助于放松身心，保护关节，同时增加了瘦身的趣味性。不过，在水中做热身毕竟不同于陆地，在正式开始前我们应当了解相关的注意事项：

1. 水中的温度不宜过低，应比游泳池的水温略高一些，即在 27 ~ 29℃ 之间。

2. 每次进行水中热身操的时间为饭前、饭后 1 小时或工作结束后。

3. 每次进行的时间为 5 分钟，如果时间或身体条件允许，可进行间断运动，但一天最长不得超过 30 ~ 40 分钟。

4. 下水后 2 分钟如果出现不适感，应当先上岸休息片刻或做一些准备活动。

5. 在进行水中热身操时，如使用哑铃、水瓶或带有一定重量的物品，瘦身效果会更好。

6. 水中热身操的休息期间可借助一些辅助工具，如气垫等帮助身体漂浮。

7. 注意水中安全，防滑，不会水者须有人保护。

水中四肢操

● **方法一：水中横走（重点推荐方法）**

【瘦身重点】大腿、臀部、腹部、手臂

【动作分解】

◎ Step1：自然站立，双脚分开比肩略宽，双臂向两侧伸直呈展翅状，以帮助身体保持平衡。

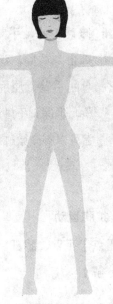

水中横走-1

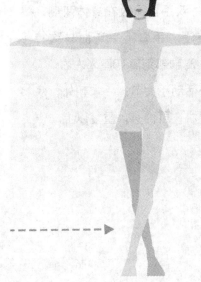

水中横走-2

◎ Step2：右脚向左脚后方横移，双脚交叉，而后左脚向左侧打开，重复这个动作向左走25米，换左脚向右脚后方横移，交叉后再打开。向左侧也走25米。

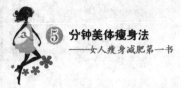

● **方法二：撑体运动**

【瘦身重点】背部、肩膀、胳膊、丰胸

【动作分解】

★ Step1：伸直手臂，手掌平放在泳池边，身体置于水中，以手臂支撑全身重量，双脚轻跳起，此动作保持5秒。

★ Step2：弯曲手臂，屈肘身体缓慢向下移动，到大手臂与小手臂成直角，确保脚不触泳池底部，反复屈肘身体上升和下降，初练习者可以脚微微触地，或间隔触地。重复这个动作10次左右。

● **方法三：扩胸运动**

【瘦身重点】手臂、腿部

【动作分解】

★ Step1：双脚分开与肩稍宽站立与水中，双手自然放在身体两侧，身体微微下蹲，至肩膀部分淹没。手臂上举弯曲与胸持平，掌心相对，两手指尖相触，离胸部距离10厘米左右。

★ Step2：双臂伸直向身体两侧打开并向外活动手关节，手掌朝外，双臂与水池底部平行，然后胳膊弯曲，再伸直，重复以上动作20次左右。

● **方法四：膝盖弯曲**

【瘦身重点】小腿、手臂

【动作分解】

★ Step1：双腿并拢站立在水池中，挺胸收腹，双臂伸展与水面平行，一只手抓住水池边以保持身体平衡。

★ Step2：尽力向后向上弯曲左膝盖，至脚触碰到臀部，缓慢放下，换右脚交替重复这个动作5分钟左右。

● **方法五：跳跃运动**

【瘦身重点】大腿、臀部

【动作分解】

★ Step1：两脚分开与肩同宽站立在水中，身体下蹲至肩膀没于水中，手臂向两侧伸展呈展翅状，以保持身体平衡。

★ Step2：双手向下压，臀部绷紧，双腿并拢，用力向上跳跃，而后缓慢降落。回归步骤1的动作，重复这个动作20次左右。

● **方法六：抬腿运动**

【瘦身重点】大腿、小腿、腹部

【动作分解】

★ Step1：坐在泳池边，双腿下垂，双手置于背后以支撑身体，上半身微微向后移动。

★ Step2：双腿并拢并缓慢向上抬起，直到身体与双腿成"V"字形，脚尖伸直，使双腿始终成一条直线，缓慢放下双腿，回归步骤1的动作，重复以上动作20次左右。

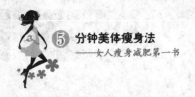

● **方法七：剪刀脚**

【瘦身重点】大腿、臀部、腹部、手臂

【动作分解】

★ Step1：身体后倾，紧靠池壁，手向后抓紧池边以支撑身体。尽量张开双腿抬起，力争与池底平行。

★ Step2：慢慢合拢双腿，左腿在上方，与右腿交叉，用力压大腿内侧，然后张开双腿，回归步骤1的动作，换腿重复此动作，完成一套动作，重复这一套动作20次。初次练习者不要强求，可根据自身的能力降低难度。

● **方法八：原地蹲起**

【瘦身重点】大腿、臀部、腹部、双臂

【动作分解】

★ Step1：双脚并拢站立于水中，双膝微微弯曲，两臂向身体前面平举与肩同高，两臂与手掌均平贴在水面上。

★ Step2：两臂同时向后向下划，与大腿后侧约成45度，此时想象身体向上跃起，脚尖自然踮起，双臂向上划同时身体下蹲，直至手臂平贴于水面，然后站起，整套动作重复20次。

❀ 水中有氧操

● **方法一：水中转腰（重点推荐方法）**

【瘦身重点】腰部、腹部

【动作分解】

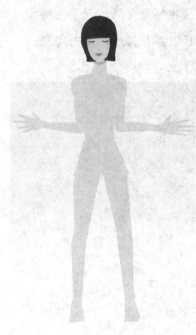

水中转腰-1

◎ Step1：双腿分开与肩同宽站立在水中，双手手肘紧贴腰部，小手臂向两侧张开，这样在水中形成阻力，抬头挺胸收腹。

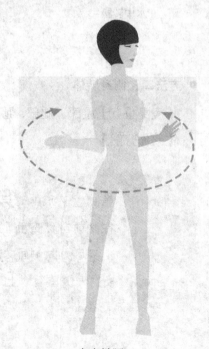

◎ Step2：腹部用力，上半身向左侧转动，然后向右侧转动，两个动作连起来做20次。

水中转腰-2

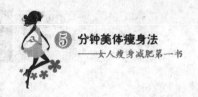

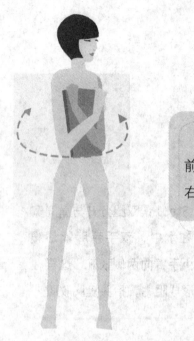

◎ Step3：保持站立姿势，双手在胸前抱住一个浮板，然后腰腹部用力向左右侧扭转20次。

水中转腰-3

● **方法二：侧身转体**

【瘦身重点】腰部、腿部、腹部

【动作分解】

★ Step1：单脚立于水中，另一脚抬高，膝盖弯曲，小腿向下，手臂在胸前自然弯曲，掌心向下，与水面平行，腰腹部收紧，上身尽力向侧面转动，抬起的腿随身体的转动而转动。

★ Step2：换另一侧重复以上动作，左右各20～25次。

● **方法三：侧拉动作**

【瘦身重点】腰部、腿部、腹部

【动作分解】

★ Step1：双腿分开与肩同宽，开立与水中，两臂高举伸直在头顶处
交叉，然后上半身用力向一侧运动，腰部肌肉绷紧，保持
此姿势3～5秒。

★ Step2：换另一侧重复以上动作5分钟左右。

● **方法四：侧身后转**

【瘦身重点】腰部、臂部、腹部

【动作分解】

★ Step1：双脚分开与肩同宽站立在水中，腿部固定不动，手臂向两侧
伸直，利用上身转动，腰腹部发力使身体尽可能向后转动。

★ Step2：左右两侧交替转动5分钟左右。

● **方法五：直腿后踢**

【瘦身重点】臀部、腿部

【动作分解】

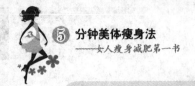
★ Step1：一只手扶住泳池边，以保持身体平衡，上身保持不动，一条
腿前伸与水面保持平行，臀部收紧，保持30秒钟，收回。

★ Step2：上身保持不动，以同样的方式向侧面和后面抬腿，尽量与水
面保持平行，收紧臀部保持30秒钟。换腿重复这个动作5分
钟左右。

● **方法六：直臂后摆**

【瘦身重点】臀部、背部

【动作分解】

★ Step1：双腿分开与肩同宽站立，含胸低头，两臂交叉于胸前而后尽
力向后打开，手臂伸直，头同时向后仰，保持5秒钟。

★ Step2：重复此动作20次。

● **方法七：水中画圆**

【瘦身重点】手臂、背部

【动作分解】

★ Step1：两脚分开与肩同宽站立在深水中，双臂打开向两侧伸直，
挺胸抬头收腹。

★ Step2：手肘放松，手臂微弯，膝盖微弯用力收拢双手画圆，做5分
钟左右。

● **方法八：丰胸动作**

【瘦身重点】手臂、丰胸

【动作分解】

★ Step1：站立在水中，双臂向两侧伸直打开，挺胸抬头。

★ Step2：双臂向胸前运动，直到交叉向内夹紧胸部，重复10次。

★ Step3：一腿向前迈出呈弓步，双手持哑铃向身体两侧张开，然后向前运动交叉夹紧胸部，在慢慢收回，重复10次。

● **方法九：向前伸臂**

【瘦身重点】手臂

【动作分解】

★ Step1：自然站立在水中，水到胸口高度，右臂向前伸直，左臂向下伸直放在身体左侧，挺胸抬头收腹。

★ Step2：换左手向前，右手向后，交替循环10次。

● **方法十：侧踢腿**

【瘦身重点】腿部、腰部

【动作分解】

★ Step1：站立在水中，手臂向两侧自然张开，左腿向左侧抬起与右腿呈45度，然后放下与右腿在前交叉。

★ Step2：重复以上动作20次后换腿重复。

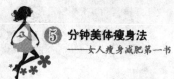

方法十一：原地跑

【瘦身重点】腿部、腰部

【动作分解】

★ Step1：站立在水中，水刚好到膝盖，双腿和双臂自然摆放。

★ Step2：在水中原地慢跑，双臂前后摆动，过3分钟后到没过肩部的
深水中慢跑几分钟，注意手臂的摆动。

 水中瑜伽操

方法一：舞王样式（重点推荐方法）

【瘦身重点】双腿、手臂、腰腹部

【动作分解】

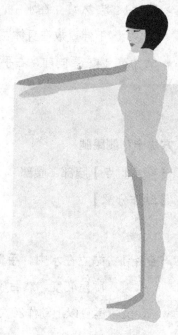

◎ Step1：双脚自然分开站在
水中，深吸一气的同时将双臂向
上举起，放在胸前与地面平行。

舞王样式-1

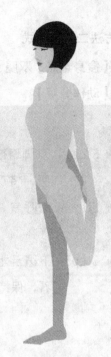

◎ Step2：呼气，将右腿屈膝向后向上脚到臀部位置，同时右手向后握住右脚踝，左手掌心向内摆出结手印。

舞王样式-2

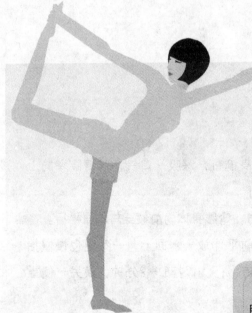

舞王样式-3

◎ Step3：头往后扭眼睛向右脚脚尖处看，保持身体平稳，反复深呼吸后回归自然站立位，换另一侧重复相同动作。

● **方法二：莲花式**

【瘦身重点】双腿、手臂、腰腹部

【动作分解】

★ Step1：双脚略微分开站在水中，双脚向两侧微开呈正八字，深呼吸，将双臂用力向上高举，双手在头顶上方合十。

★ Step2：深呼气，同时慢慢下蹲，下蹲的过程中膝盖向两侧尽量张开。

★ Step3：下蹲至水没过腋窝，保持这个姿势，脚尖触地，眼睛向上看，保持自然呼吸。

● **方法三：战士式**

【瘦身重点】小腿、大腿、背部

【动作分解】

★ Step1：自然站立在水中，上身挺直，深吸一口气，双臂高举向上抬起，双手在头顶合十。

★ Step2：深呼气，双眼望着前方，弯腰身体向前倾至与水面平行。

★ Step3：手臂慢慢放下，在胸前平伸放于水面上；一条腿也慢慢抬起，与身体、手臂保持平行。保持1～2分钟，换另一侧重复这个动作。

● **方法四：半月式**

【瘦身重点】腿部、手臂、腰部

【动作分解】

★ Step1：双脚自然分开站立在水中，双臂自然摆放在身体两侧，深吸
一口气，向身体前方抬起右腿，同时伸直右臂向上抬起，呼
气，身体向左倾斜，右侧肋骨上翻，头部向左侧倾。

★ Step2：保持3秒钟，换侧重复以上动作5分钟左右。

● **方法五：单腿及背部伸展式**

【瘦身重点】腿部、腰部

【动作分解】

★ Step1：双脚微开站立在水中，腰部挺直，收腹，把身体重心放在
右腿上，将左腿抬起放在身体前面的台阶上，膝关节伸
直，深吸气，双臂上举至头顶处。

★ Step2：呼气，身体向前向下，上半身尽量贴在左腿上，保持3秒钟。

★ Step3：换右侧退重复以上动作。

● **方法六：树式**

【瘦身重点】双臂、腿部、腹部

【动作分解】

★ Step1：两脚并拢站立在水中，两臂下垂自然摆放在大腿两侧，掌
心向内，保持自然呼吸。

★ Step2：右脚向后向上抬起，脚后跟到腹股沟和大腿上半部，脚
尖向下，把右脚放在左大腿上。同时左腿保持身体平衡
站立。

★ Step3：双掌合十，两臂向上伸展，举过头顶，保持此动作30～60秒。

★ Step4：换腿重复以上动作5分钟。

● **方法七：水中飞翔式**

【瘦身重点】双臂、腿部、腹部

【动作分解】

★ Step1：上半身直立跪坐在水中，双臂向两侧平举，呈飞翔状，深
吸气，手臂向后扩胸，同时头向后仰，双手尽量打开。

★ Step2：深呼吸，回归原位，意念集中于胸口，享受扩胸的快感，
反复重复这个动作5分钟。

● **方法八：水中骆驼式**

【瘦身重点】手臂、腹部

【动作分解】

★ Step1：跪在水中，上半身直立，两腿分开与肩同宽，吸气，腰臀
往前倾，左手向后放于左脚心中。

★ Step2：右臂和上半身一起缓慢后仰，手伸直伸向身体的后方。同时
腰腹向前推进，尽力伸展腹部肌肉。

★ Step3：深呼吸，回归原位，换另一侧重复练习。意念集中于伸展
的腹部，想象肚子平了。

● **方法九：水瓶式**

【瘦身重点】腰部、腹部

【动作分解】

★ Step1：正坐与水中，双腿并拢屈膝在身前，双手合掌在胸前。

★ Step2：吸气，上半身用力右转，意念集中在转动的腰部，感觉腰变
细了。

★ Step3：深呼吸，缓慢回归原位，换侧重复以上动作5分钟左右。

● **方法十：水中扭腰式**

【瘦身重点】腰部、腿部

【动作分解】

★ Step1：左脚在后，右脚心置于左大腿内侧，呈三角姿势坐下，上
半身挺直。

★ Step2：左手抓住右脚腕，右手自然置于身体外侧，深吸一口气，同
时身体向右侧转动，保持深呼吸。

★ Step3：双腿轮换交替练习5分钟左右。

✿ 水中柔韧操

● **方法一：后踢腿划水（重点推荐方法）**

【瘦身重点】颈部、手臂、背部、腹部

【动作分解】

◎ Step1：左手扶住泳池壁的边缘，身体与池壁平行站立，挺胸抬头收腹。

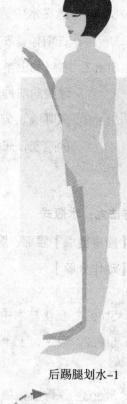

后踢腿划水-1

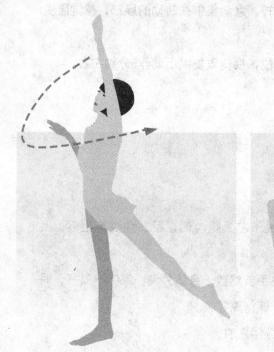

后踢腿划水-2-1

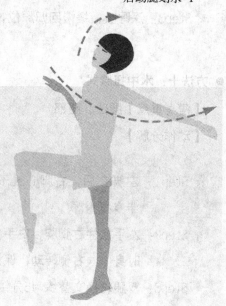

后踢腿划水-2-1

◎ Step2：右腿用力向后向上伸展，同时右手臂举高伸直，向前、向后划水，头部随着手和腿向后仰，然后收回，腿向前屈膝提起，重复这个动作20次后，换侧重复。

● **方法二：点地运动**

【瘦身重点】肩膀、背部、手臂

【动作分解】

★ Step1：站立在水池边，手臂向前抓住池壁边，做单腿向后跳的动作，逐渐加大向后向上跳的力度，直到手臂可以完全伸直，做15次。

★ Step2：依然抓住池壁，身体向下压，到手肘弯曲呈90度，同时将脚轻轻抬起，不要接触池底，反复抬高放低脚尖15次。

● **方法三：手臂弯曲**

【瘦身重点】手臂

【动作分解】

★ Step1：两脚最大限度的张开站立，脚尖略微向外，使肩膀部分没入水中，两手臂在胸前弯曲，指尖相触，掌心向内，与胸部离开一段距离。

★ Step2：手肘用力，双手臂向前伸直，掌心变为向前，就像开门一样的动作，手臂伸直与水面平行，再弯曲收回，做5分钟。

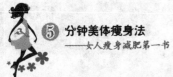
● **方法四：弯曲腿部**

【瘦身重点】腿部

【动作分解】

> ★ Step1：双腿并拢站在水中，双手向前抓住水池的边缘，挺胸抬头收腹。
>
> ★ Step2：左腿膝盖弯曲，用后脚跟去触碰臀部，做20次后换右腿重复20次。

● **方法五：背向踢腿**

【瘦身重点】腿部、臀部

【动作分解】

> ★ Step1：趴在池边上站立，双手臂弯曲手肘着地，双腿自然站立。
>
> ★ Step2：单腿向后踢腿，然后放下，做20次后换腿重复，总共做5分钟。

● **方法六：站立后仰**

【瘦身重点】颈部、手臂、下颌、背部、丰胸

【动作分解】

> ★ Step1：双臂向后扶住水池壁的边缘站立，手臂弯曲，挺胸抬头收腹。
>
> ★ Step2：上半身向前手臂伸直，头和胸部向后仰，身体呈弧形，然后收回曲臂，重复5分钟。

● **方法七：前提腿划水**

　【瘦身重点】颈部、手臂、背部、腹部

　【动作分解】

★ Step1：左手扶住泳池边缘，身体与池壁呈90度角站立，右手自然
　　　　　摆放，挺胸抬头收腹。

★ Step2：提起右腿，膝盖向腹部弯曲，同时右手伸向左侧向右侧做弧
　　　　　形划水，身体扭向右侧，做20次后换侧，总共重复5分钟。

● **方法八：手臂侧压**

　【瘦身重点】颈部、手臂、背部、腹部

　【动作分解】

★ Step1：两脚分开与肩同宽站立在水中，挺胸抬头收腹，双臂自然
　　　　　摆放在身体两侧。

★ Step2：左臂向上向侧抬起，与肩部成一条直线，右手向上伸展，
　　　　　身体向左侧压，右手臂向左侧与左手相触，然后回复，重
　　　　　复这个动作20次后换侧。

● **方法九：扶池踢腿**

　【瘦身重点】腿部、腹部

　【动作分解】

★ Step1：双手扶住泳池边站立，双腿并拢，抬头挺胸。

★ Step2：左腿小腿向内提起，然后向左侧踢出，然后慢慢收回，反复
　　　　　8次后换腿，总共反复5分钟。

 水中塑形操

● 方法一：抬膝（重点推荐方法）

【瘦身重点】腿部、腹部

【动作分解】

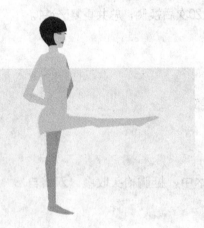

抬膝-1

◎ Step1：站立在水中，双手叉在腰间，向上高抬腿，到大腿与池底平行，左腿抬高30下，右腿抬高30下。

◎ Step2：右腿向右高抬腿，膝盖向右侧打开，脚尖绷紧，到大腿与池底平行，抬20下后换腿抬高20下。

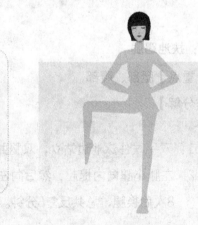

抬膝-2

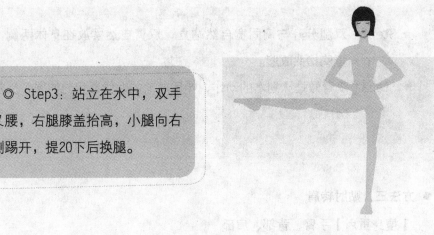

◎ Step3：站立在水中，双手叉腰，右腿膝盖抬高，小腿向右侧踢开，提20下后换腿。

抬膝–3

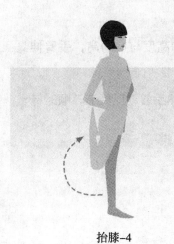

抬膝–4

◎ Step4：双手叉腰站立，双小腿轮流往后往上踢，使脚跟尽量触到臀部，交替踢40下。

● **方法二：站立蛙泳**

　　【瘦身重点】手臂、背部

　　【动作分解】

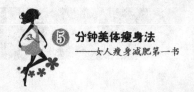
★ Step1：双腿分开与肩同宽自然站立，双臂自然摆放在身体两侧，挺胸抬头收腹。

★ Step2：双臂做蛙泳划水的动作，伸手向前的时候要用力伸展，反复5分钟。

● **方法三：贴肘转肩**

【瘦身重点】手臂、背部、肩部

【动作分解】

★ Step1：双脚分开与肩同宽站在水中，水的高度与肩同高，手臂伸直自然放在身体两侧。

★ Step2：将双臂弯曲向上，手放在肩头上，然后转动肘关节，顺时针和逆时针各做20次，共做5分钟。

● **方法四：转髋**

【瘦身重点】腿部、胯部

【动作分解】

★ Step1：背靠在池壁上，双手向后扶住池边两腿自然分开站立，挺胸抬头收腹。

★ Step2：向前伸出左腿最大限度的抬高，先向左再向右摆动，最后回归原位，反复做20次后换右腿，共重复5分钟。

● **方法五：夹腿**

【瘦身重点】腿部、腹部

【动作分解】

★ Step1：仰躺在水面上，手臂向后伸直抓住池壁边的栏杆，双腿并拢。

★ Step2：双腿最大限度的左右分开，然后并拢，再一腿在上一腿在下相互交叉，反复重复5分钟。

● **方法六：俯仰伸展**

【瘦身重点】腿部、腹部、手臂

【动作分解】

★ Step1：站立在水中，挺胸抬头收腹。

★ Step2：双臂伸直向前再向后划水，同时双腿屈膝到胸部，用力向前蹬，靠水的浮力使身体仰卧在水面上，然后继续重复这个动作5分钟。

● **方法七：打水**

【瘦身重点】腿部、腹部

【动作分解】

★ Step1：双手扶住水池边的栏杆，仰躺在水面上，双腿伸直，双膝并拢。

★ Step2：双腿交替上下打水，重复这个动作5分钟。

● **方法八：弓步侧压**

【瘦身重点】腿部、腹部、手臂

【动作分解】

★ Step1：双腿分开比肩要宽在水中站立，双臂自然摆放在身体两侧，抬头挺胸收腹。

★ Step2：左手放在左大腿上，右手向上伸直指向天空，身体向左侧压，腿呈弓步，达到最大限度后直立，做20次后换侧，重复5分钟。

● **方法九：站立点头**

【瘦身重点】颈部、脸部

【动作分解】

★ Step1：双腿分开与肩同宽，站立在水中，双臂弯曲双手叉腰，抬头挺胸收腹。

★ Step2：头向左、中、右、后的顺序点头，点40次。

● **方法十：侧卧抬身**

【瘦身重点】腿部、腹部

【动作分解】

★ Step1：斜躺在水面上，双腿并拢伸直，双脚勾住池边的栏杆，双臂弯曲轻轻抱住头部。

★ Step2：腹部用力上半身抬起，用手肘去触碰膝盖，然后还原做5分钟。

● **方法十一：手肘触膝**

【瘦身重点】腿部、腹部、手臂

【动作分解】

★ Step1：双脚紧紧勾住池边的栏杆，双腿屈膝躺在水面上，双臂伸
开举向斜上方。

★ Step2：腹部用力上半身抬起，先是抬的不高，做20次后，抬高的程
度加大，使膝盖与胸部相触做20次。

● **方法十二：仰卧静止**

【瘦身重点】腿部、腹部、手臂

【动作分解】

★ Step1：双脚紧紧勾住池边的栏杆，双腿屈膝躺在水面上，双臂伸
开举向斜上方。

★ Step2：双臂充分用力向头部方向伸展，腹部用力收紧，保持静止不
动的状态5分钟。

● **方法十三：水中蛙跳**

【瘦身重点】腿部、腹部、手臂

【动作分解】

★ Step1：双腿分开与肩同宽站立在水中，手臂弯曲向胸前，掌心向下，指尖相触。

★ Step2：双手向下伸直，依然保持掌心向下，同时双腿膝盖弯曲向外打开向上跳起，做蛙跳的动作跳5分钟。

● **方法十四：弓箭步**

【瘦身重点】腿部、腹部、手臂

【动作分解】

★ Step1：自然站立在水中，左脚向左迈出一步，脚尖向左，向前弯曲膝盖呈弓步，右腿伸直，上半身朝前面，双臂在胸前伸直。

★ Step2：双脚保持弓箭步，腹部收紧，上半身向左扭转双手向左推；上半身向右转时双手往右推，左右转10次后换腿，重复5分钟。

● **方法十五：伸展**

【瘦身重点】腿部、腹部

【动作分解】

★ Step1：双手扶住水池边的栏杆站立，挺胸抬头收腹。

★ Step2：左腿向前迈出一步，呈弓步，右腿绷直，两脚全部着地，然后伸展小腿与大腿线条，10秒后换腿，交替重复5分钟。

● **方法十六：下蹲**

【瘦身重点】腿部、腹部

【动作分解】

★ Step1：双手扶住池边的栏杆站立，挺胸抬头收腹。

★ Step2：将右腿弯曲右脚放在左膝盖上，然后慢慢下蹲，保持这个
动作10秒钟后换腿，重复5分钟。

 水中伸展操

● **方法一：伸展手臂（一）（重点推荐方法）**

【瘦身重点】手臂、腹部

【动作分解】

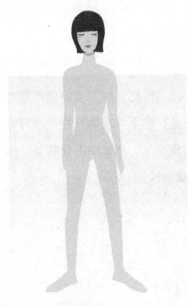

伸展手臂-1

◎ Step1：两脚分开比肩要宽，脚尖向外部微微打开站立在水中，双臂自然摆放在身体两侧，抬头挺胸收腹。

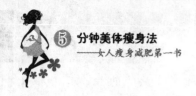
◎ Step2：双臂向两侧伸展与肩部同高，然后双臂向前伸直后向前交叉，同时膝盖微曲再站起，做4次。

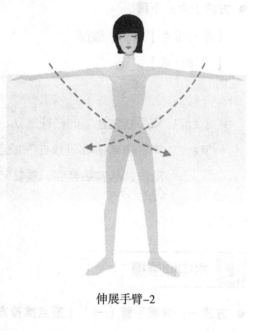

伸展手臂-2

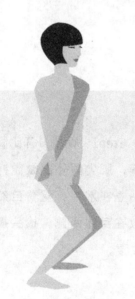

伸展手臂-3

◎ Step3：腿部姿势保持屈膝站起，右手向左侧与左手在身体左侧交叉，身体向左侧转动，做4次后换侧。

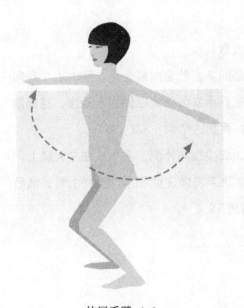
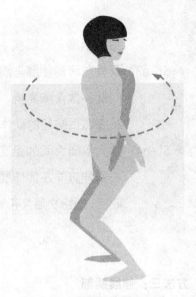

伸展手臂-4-1　　　　　　　　　　　　伸展手臂-4-2

◎ Step4：腿部姿势保持屈膝站起，双臂在胸前交叉后一手在上一手在下向两侧打开，手臂呈一条斜线，做4次后换手臂。

● **方法二：伸展手臂（二）**

【瘦身重点】手臂、腹部、丰胸

【动作分解】

★ Step1：两脚分开比肩微宽站立在水中，双臂伸直举过头顶，用力向上伸展，在头顶上方手指相触，停留5秒后放下，在胸前交叉，并且做一个放松肩关节的动作，重复4次。

★ Step2：腿部姿势不变，一手臂向上，一手臂在下向背后伸展，双手在背后相握，然后向后振臂，做4次，在整个过程中要注意

抬头挺胸，然后换手臂做4次。

★ Step3：双臂向两侧伸展与肩部同高，然后向前合十，同时上半身向前低头做含胸姿势，然后手掌向外向后做划水动作，腿部做屈膝然后站起的动作，重复这个动作8次。

★ Step4：加大双腿之间的距离，脚尖微向外侧，左手放在左大腿上，右臂伸直向左侧伸展，上半身向左侧侧压，头向上看，然后收回，做8次后换手臂做8次。

● 方法三：伸展腿部

【瘦身重点】腿部、手臂、腹部、背部、丰胸

【动作分解】

★ Step1：两脚分开比肩要窄，站立在水中，左腿小腿向后提起，左手向后握住左脚，右手手臂叉腰或者向前平伸，保持身体平衡，停留5秒钟后放下，换左腿。

★ Step2：两脚并拢站立，手臂抬起用力向上向后举高，头要微微后仰，伸展背部，然后放下，上半身向前弯曲，手臂向下伸展，一上一下为1次，做8次。

★ Step3：两脚打开与肩同宽，双臂向后伸直在背后两手相握，然后头和胸部用力向后仰，做8次。

★ Step4：双臂向上伸直举高然后放下在胸前，屈肘，一手在上一手在下，手肘交叉，两手手背相挨，一条腿盘在两一条腿上，膝盖重叠，微微下蹲，眼朝前看，停留5秒后站起，手臂向上伸直，做8次后换腿和手臂做8次。

● **方法四：水中转腰**

【瘦身重点】腿部、手臂、腹部、背部

【动作分解】

★ Step1：两脚分开比肩微宽站立在水中，双手臂向两侧伸直，抬头挺胸收腹。

★ Step2：然后两手臂同时向左后侧转动，手掌要竖起来，腰部和上半身跟随转动，腹部收紧，然后回来向右侧转动，左右为一次转动5分钟。

● **方法五：曲臂侧压**

【瘦身重点】手臂、腹部、背部、腿部

【动作分解】

★ Step1：两脚分开比肩要宽站立在水中，挺胸抬头收腹。

★ Step2：将左手放在左大腿上，右手大手臂与肩部为一条直线，小手臂向下与大手臂垂直，上半身向左侧压，两腿呈弓步，然后直起向右侧，各做8次，交替重复5分钟。

● **方法六：手腿伸展**

【瘦身重点】手臂、腹部、背部、腿部、臀部

【动作分解】

★ Step1：双腿并拢站立在水中，双手伸直放在身体两侧，抬头挺胸收腹。

★ Step2：左脚向后迈出一大步，前腿呈弓步，双臂向前推水，然后收回，右脚向后重复这个动作，各做8次。

★ Step3：两脚并拢脚尖微微转向左侧，双臂向前推水，同时右脚向后蹬水，然后双臂向下划水，右腿向前屈膝，单脚站立，做8次后换腿换侧做8次。

● **方法七：蹲步跳起**

【瘦身重点】腹部、背部、腿部、臀部

【动作分解】

★ Step1：两脚并拢站立在水中，左腿向左侧迈出一步，右腿跟进，左右腿都呈弓步，双手放在两大腿上，连续迈出4步。

★ Step2：双脚并拢后在原地弹跳4次，双臂跟着向上抬起在放下。

★ Step3：重复步骤1和步骤2的动作，交替做5分钟。

● **方法八：分腿跳**

【瘦身重点】腿部、臀部、手臂

【动作分解】

★ Step1：双腿并拢站立在水中，双臂自然摆放在身体两侧，抬头挺胸收腹。

★ Step2：然后双腿向两边跳，手臂自然两侧张开，也向两侧打开，然后双腿跳回并拢，手臂在腹部并拢，连续跳5分钟。

● **方法九：大步走**

【瘦身重点】腿部、臀部、手臂

【动作分解】

★ Step1：站立在水中，双臂自然摆放，抬头挺胸。

★ Step2：大步向左侧走，左腿向前时左手向后划水，右手向前推水，向左行进4步后向右行进4步，共运动5分钟。

● **方法十：原地扭跳**

【瘦身重点】腿部、腹部、手臂

【动作分解】

★ Step1：双腿并拢站立在水中，水没过胸部，双臂伸直在身体的两侧，抬头挺胸收腹。

★ Step2：双腿原地跑跳，同时手臂在胯部随腿部摆动与腿部的节奏协调，上半身向左侧扭动再向右侧扭动，反复5分钟。

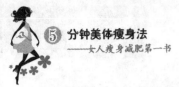

● **方法十一：小跳步**

【瘦身重点】腿部、腹部、手臂

【动作分解】

★ Step1：站立在水中，双腿并拢，两手自然摆放在身体两侧，挺胸抬头收腹。

★ Step2：然后左腿向左侧跳出一步，右腿跟进，同时小腿用力向上提起，手臂自然随着腿部的跳起一上一下的摆动，向左跳出4步后向右侧跳出4步，重复5分钟。

● **方法十二：向前踢跳**

【瘦身重点】腿部、腹部

【动作分解】

★ Step1：两脚并拢站立在水中，双臂叉在腰间，抬头挺胸收腹。

★ Step2：然后头和胸部向后仰，两腿分别向前踢跳5分钟。

● **方法十三：弹跳**

【瘦身重点】腿部、腹部

【动作分解】

★ Step1：两脚并拢站立在水中，双臂伸直在身体两侧。

★ Step2：双腿同时向前踢出跳起，同时手掌张开向下压水，腹部要收紧，反复这个动作5分钟，如果感觉坚持不了中间可以放松一点的原地快速踏步。

● **方法十四：伸臂踢腿**

【瘦身重点】腿部、腹部、手臂、背部

【动作分解】

★ Step1：站立在水中，水没过胸部，手臂自然摆放，挺胸抬头收腹。

★ Step2：手臂伸直用力向上伸展，头向后仰，同时右腿向后伸展，然后手臂向下拨水，右腿收回双腿屈膝下蹲，手臂划向身体后侧，然后换侧，交替重复这个动作5分钟。

● **方法十五：向前踢腿**

【瘦身重点】腿部、腹部、手臂、背部

【动作分解】

★ Step1：站立在水中，双腿和双手自然摆放。

★ Step2：向前提起一条腿尽量抬高，收紧腹部含胸，双臂向前伸直与脚触碰，然后手臂向上举，腿收回，换腿，反复重复这个动作5分钟。

● **方法十六：脚掌相对跳**

【瘦身重点】腿部、腹部、手臂

【动作分解】

★ Step1：站立在水中，双腿分开比肩要宽，双手自然摆放。

★ Step2：两小腿向内侧踢起，脚掌相对，同时双手去触碰两脚，然后两腿分开向前跳，双手同样去触碰两脚，在这个过程中要注意含胸收腹，跳5分钟，如果感觉不能坚持中间可以慢慢的进行原地跳。

● **方法十七：侧压伸展**

【瘦身重点】腰部、手臂

【动作分解】

★ Step1：两腿分开比肩要宽站立在水池边，手臂在身体两侧自然摆放，调整呼吸。

★ Step2：慢慢吐气，上半身向身体左侧压，手臂向上举也向左侧伸展，并且在头部上方双手合十，两腿呈弓步，停留5秒钟用力伸展手臂，然后吸气慢慢收回，做15次后换侧。

● **方法十八：单腿着地**

【瘦身重点】腿部、手臂

【动作分解】

★ Step1：两脚分开自然站立，双臂自然摆放，挺胸抬头收腹。

★ Step2：左脚小腿向后提起，左手向后抓住左脚，右手向前伸直，与地面平行保持身体平衡，停留到极限后放下，换侧，交替重复5分钟。

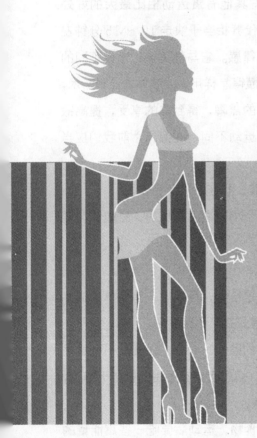

第六章
会跳舞的人最美丽

5分钟瘦身现代舞

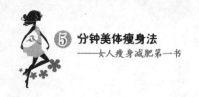

关于瘦身现代舞

现代舞也是瘦身的一种有效方法，它与其他有氧运动相比最大的好处是：它的运动量和强度较大，跳 5 分钟的现代舞相当于快走 10～15 分钟左右，节省时间的同时锻炼身体的协调感和韵律感。它与健美操、瑜伽不同的是，在跳舞的同时能够更好的抒发人的感情，懂得怎样用人的肢体去诠释艺术，每天 5 分钟的练习能让你在锻炼中受到艺术的熏陶，得到美的享受，提高锻炼的兴趣。不过，现代舞毕竟与其他的有氧运动不同，在锻炼之前我们应当了解相关的注意事项：

（1）在跳的过程中要小心，可以准备护膝、护腕、以免受伤。

（2）要选择合适的时间。饭后要休息 1 个小时左右再练习，空腹练习要休息半小时后再锻炼，但不宜经常空腹练习。

（3）在锻炼之前的热身练习是必须，如果在老师的指导下学习，可以根据老师的指导做跳舞之前的热身运动，如果是自学，可以做一些简单的形体训练，还可以活动脚腕、手腕，热身的时间最好在半小时左右。

（4）学习者要根据自身的体质安排锻炼的时间、频率、强度，不可操之过急，初学者不要急于拉伸身体，以免受伤。病患者要在医生的指导下练习，如果在运动过程中出现不适，要及时停止锻炼。

（5）运动前进食，要吃一些易于消化的食物，运动后要吃一些高能量的食物，如果出汗较多要注意补充水分。

（6）运动时要根据舞蹈类型的需要选择合适的衣服和鞋子，而且要及时清洗，最好不要佩戴饰物。

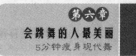
 强劲节奏的HIP-HOP

● **方法一：简单弹力步（重点推荐方法）**

【瘦身重点】大腿、小腿、手臂

【动作分解】

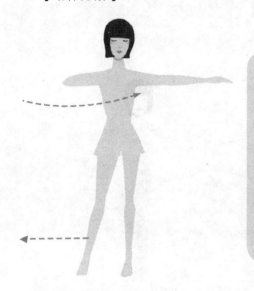

◎ Step1：自然站立，双腿并拢，右腿向右迈出一步，左臂向左侧伸直与肩成一条直线，右手臂屈肘在胸前，与左臂平行，然后变为右手臂向右侧伸直，与地面平行，左手臂在胸前屈肘，此为1拍。

简单弹力步-1

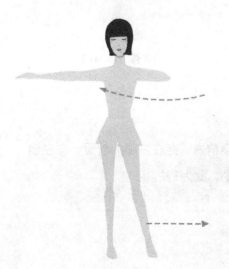

简单弹力步-2

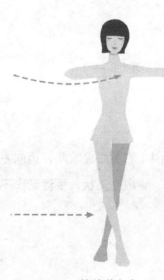

简单弹力步-3

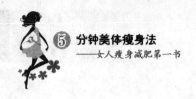
◎ Step2：左腿向右前方迈出一步，落在右腿的前面，与右腿成交叉
状，手臂动作与步骤1相同此为1拍。

◎ Step3：收回左腿，手臂动作不变此为1拍。

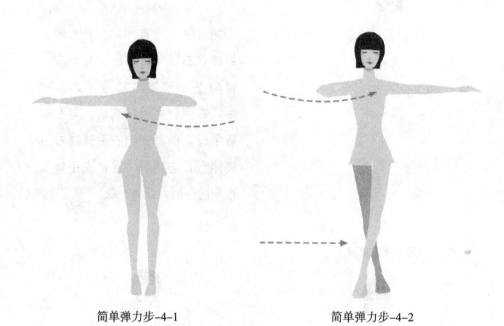

简单弹力步–4–1　　　　　　　简单弹力步–4–2

◎ Step4：右腿跟着收回，迈向左腿前方，落在左腿的前面，与左腿
成交叉状，手臂动作不变，此为1拍。

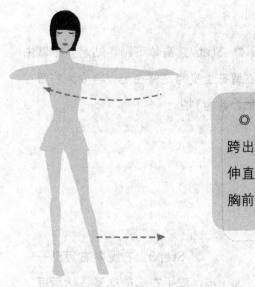

◎ Step5：收回右腿，并向右跨出一步，手臂为右手臂向右侧伸直与地面平行，左手臂屈肘在胸前，与右手平行，此为1拍。

简单弹力步–5

◎ Step6：左腿跟着向右腿并拢，手臂变为右手伸直向上举，左手屈肘与右手平行，但在胸前，此为1拍。

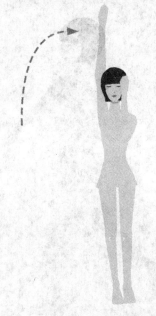

简单弹力步–6

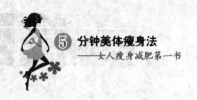
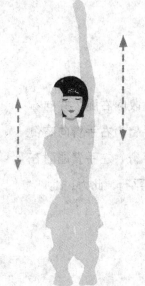

◎ Step7：身体下蹲，站起，手臂由右臂在上变为左臂在上，再变为右臂在上，此为1拍。

简单弹力步-7

◎ Step8：右腿向右迈出一步，双手在胸前交叉，然后甩向身体两侧，此为1拍。1～8共8拍。

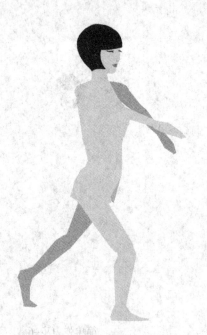

简单弹力步-8-1

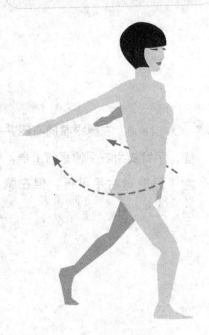

简单弹力步-8-2

● **方法二：韵律肩部转**

【瘦身重点】肩部、腿部、手臂

【动作分解】

★ Step1：自然站立，两腿分开比肩微宽，右腿向左前方迈出一步，双臂自然下垂，肩部用力向前转动，此为1拍。

★ Step2：右腿收回，肩部用力向后转动，此为1拍。

★ Step3：重复以上动作一次，此为2拍。

★ Step4：左腿向右前方迈出一步，肩部用力向前转动，此为1拍。

★ Step5：左腿收回，肩部用力向后转动，此为1拍。

★ Step6：重复以上动作一次，此为2拍。

★ Step7：双臂下垂，手掌向外翘起，以左脚为中心，向后转4下，转180度，转为面朝后，双腿叉开，此为4拍。

★ Step8：腿部姿势不变，肩部为左上、右下——右上、左下——左上、右下——右上、左下转动，此为4拍。

★ Step9：双臂下垂，手掌向外翘起，以左脚为中心，向前转4下，转180度，转为面朝前，双腿叉开，此为4拍。

★ Step10：腿部姿势不变，双臂用力抬起，然后右臂向左前方用力落下，左臂在右后方落下，交换手臂后再重复一次，此为4拍。

★ Step11：右脚抬起向从左腿的前面迈向左后方，左脚随着打开，右脚再迈，左脚随着打开，转动一周，此为8个节拍。

● **方法三：活力膝盖转**

【瘦身重点】腿部、手臂、腰部

【动作分解】

★ Step1：两腿并拢，自然站立，两手向后背在腰间，两脚同时转向左侧，做两个屈膝下蹲动作，但不要蹲的太深，此为2个节拍。

★ Step2：转向右侧，同样做两个屈膝下蹲动作，此为2个节拍。

★ Step3：重复上面步骤1和步骤2的动作，此为4个节拍。

★ Step4：左腿向前跨出一步，成弓步下蹲，右手臂在身体前面，左手臂在身体后面，弯腰用力向下伸2次，此为2个节拍。

★ Step5：右腿向前跨出一步，成弓步下蹲，左手臂在身体前面，右手臂在身体后面，弯腰用力向下伸2次，此为2个节拍。

★ Step6：步骤4和步骤5交叉做，但是手臂向下伸展一次，为2个节拍。

★ Step7：两脚并拢站立，双手用力向上举的同时跳起，落下，此为2个节拍。

★ Step8：落下后站立，双手背在身后，头向后仰，然后回归，此为2个节拍。

★ Step9：站立，左脚向左前方迈出半步，右手臂向左前方伸出，左手臂在后，然后屈膝但不要弯腰，再站立，此为1个节拍。

★ Step10：右脚向前迈出一步，左臂向右前方伸出，右臂在后，屈膝后站立，此为1个节拍。

★ Step11：重复步骤9和步骤10，此为2个节拍。

★ Step12：两腿并拢，齐腿向左跳出一步，手做空跳绳状，再向右跳一步，重复这两个动作，共做8个节拍。

● **方法四：左右扭胯舞波浪**

【瘦身重点】腿部、腰胯

【动作分解】

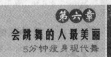

★ Step1：自然站立，两脚分开与肩同宽，双手叉着腰间，向前蹬右脚，此为1拍。

★ Step2：收腿站立后向右蹬右脚，此为1拍。

★ Step3：收腿后，脚向后点地，此为1拍。

★ Step4：收回右腿与左脚并拢站立，此为1拍。

★ Step5：向左扭胯，此为1拍。

★ Step6：向右扭胯，此为1拍。

★ Step7：身体向前倾斜做波浪动作，此为1拍。

★ Step8：双脚合拢下蹲，双手触膝后站立，此为1拍。1～8共8拍。

● **方法五：优美点脚尖**

【瘦身重点】大腿、手臂、腰部

【动作分解】

★ Step1：自然站立，两脚自然分开比肩要窄，左脚向左边迈出一步，脚尖点两下，胯随着左脚的迈出，甩出去，左手叉在腰间，右手握拳曲臂在胸前，右手上下甩两下，头随着右手的方向看。此为2个节拍。

★ Step2：收回左脚，右脚同样朝右边迈出一步，脚尖点两下，胯随着右脚的迈出甩出去，手臂换为右手叉在腰间，左手握拳曲臂在胸前，上下甩动两下，头随着左手的方向看，此为2个节拍。

★ Step3：重复步骤1和步骤2的动作，此为12个节拍。

★ Step4：左脚向右脚的后方迈出一步，与右脚呈交叉状态，左手屈肘抱头，右手下垂指向斜下方，头扭向右边看右手臂，此为2个节拍。

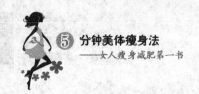
★ Step5：左脚收回并向左边跨出一步，成弓步下蹲，双手扶在膝盖上，弯腰，头朝下看，此为2个节拍。

★ Step6：右脚向左脚的后方迈出一步，与左脚成交叉状态，右手屈臂抱头，左手下垂指向斜下方，头扭向左边看左手臂，此为2个节拍。

★ Step7：右脚收回并向右边跨出一步，成弓步下蹲，双手扶在膝盖上，弯腰，头朝下看，此为2个节拍。

★ Step8：重复上面步骤4、5、6、7，此为8个节拍。

热情似火的桑巴舞

● **方法一：原地基本步（重点推荐方法）**

【瘦身重点】腿部、手臂、腰部

【动作分解】

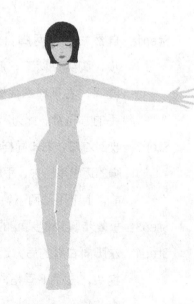

◎ Step1：站立，两脚自然并拢，重心放在右脚，双臂张开，呈展翅状，拇指与其他四指分开，先做一个膝盖稍微屈伸，脚踝立起，左腿向前迈出，右脚并向左脚，此为四分之三拍，四分之一拍，共1拍。

原地基本步-1-1

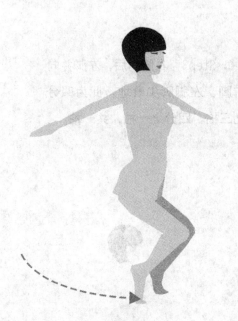

原地基本步-1-2

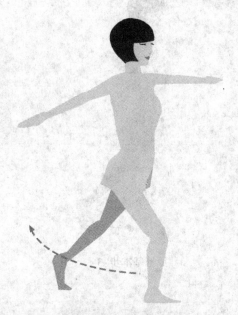

原地基本步-1-3

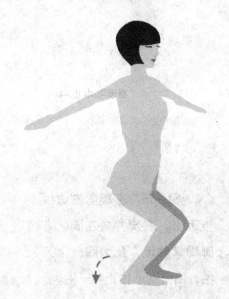

原地基本步-2

◎ Step2：双脚掌踩地，脚跟提起，前腿稍弯，脚跟踩下，此为一拍。

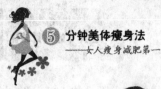

分钟美体瘦身法
——女人瘦身减肥第一书

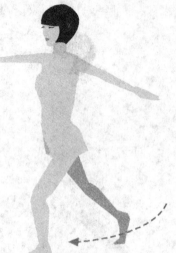

原地基本步-3

◎ Step3：右脚向后，左脚并向右脚，左脚脚尖着地，此为四分之三拍，四分之一拍，共一拍。

◎ Step4：两个脚的脚踝将身体撑起，然后全脚着地，此为一拍。

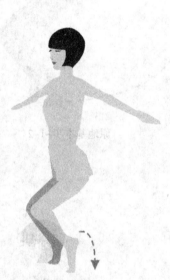

原地基本步-4

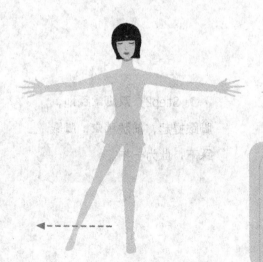

原地基本步-5

◎ Step5：左脚向左边横步迈出，右脚并向左脚，右脚脚掌触地，此为四分之三拍，四分之一拍，共一拍。

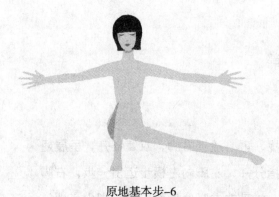

◎ Step6：脚踝将两腿撑起，然后全脚落地，此为一拍。

原地基本步-6

◎ Step7：右脚向右横步迈出，左脚并向右脚，此为四分之三拍，四分之一拍，共一拍。

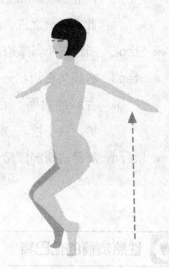

原地基本步-7

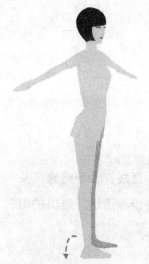

◎ Step8：脚踝将两腿撑起，然后全脚落地，此为一拍。

原地基本步-8

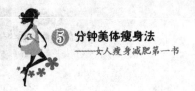

● 方法二：原地基本步别步

【瘦身重点】腿部、手臂、腰部

【动作分解】

★ Step1：站立，两脚自然并拢，重心放在右脚，双臂张开，呈展翅状，拇指与其他四指分开，左脚向左横步迈出一步，右脚向左脚的后面迈出，交叉在左脚的后面，右脚脚尖点地，此为四分之三，四分之一拍，共一拍。

★ Step2：脚踝将两脚撑起，然后落下，此为一拍。

★ Step3：右脚向右迈出一步，左脚向右脚的后面迈出一步，交叉在右脚的后面，右脚脚尖点地，此为四分之三，四分之一拍，共一拍。

★ Step4：脚踝将两脚撑起，然后落下，此为一拍。

 性感热情的伦巴舞

● 方法一：左右横移基本步（重点推荐方法）

【瘦身重点】腿部、手臂、腰部

【动作分解】

◎ Step1：自然站立，两臂打开与肩成为一条直线，上身挺直，头要有一种顶东西的感觉，左脚向左横步迈出，迈出的同时左胯慢慢向上提起，此为第一拍。

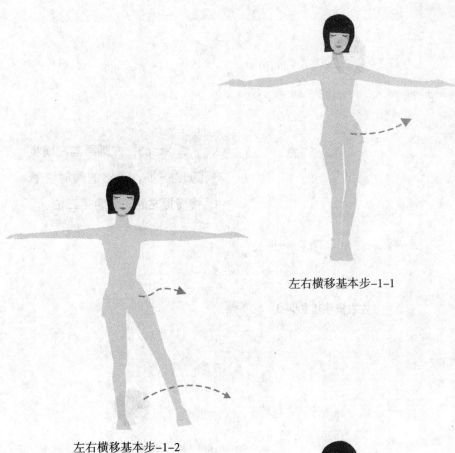

左右横移基本步-1-1

左右横移基本步-1-2

◎ Step2：右脚向左横步，与左脚并拢，同时头要朝身体移动的方向扭转，此为第二拍。

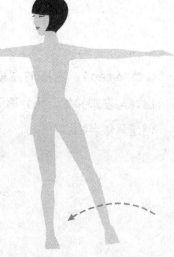

左右横移基本步-2

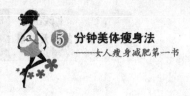
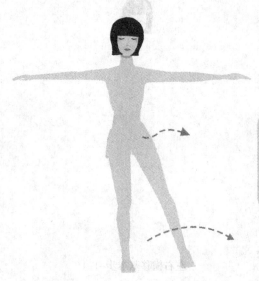

◎ Step3：左脚再向左横步
迈出一步，迈出的同时注意
慢慢提左胯，此为第三拍。

左右横移基本步–3

◎ Step4：右脚向左横步迈
出，与左脚并拢，此为第四步，
但是只做半拍。

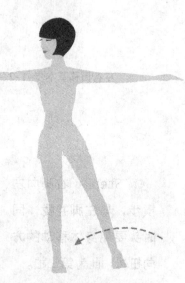

左右横移基本步–4

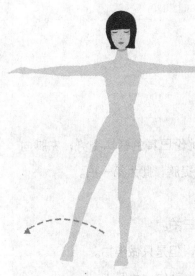

◎ Step5：右脚向右横步迈出，重复以上动作，共四步。

左右横移基本步-5

● **方法二：交叉基本步**

【瘦身重点】腿部、手臂、腰部

【动作分解】

★ Step1：自然站立，两臂打开与肩成为一条直线，上身挺直，头要有一种顶东西的感觉，左脚向左横步迈出，迈出的同时左胯慢慢向上提起，此为第一拍。

★ Step2：右脚向前穿过左脚向左迈出一步，与左腿呈交叉姿势，同时头要朝身体移动的方向扭转，此为第二拍。

★ Step3：左脚向左迈出一步，迈出的同时注意慢慢提左胯，此为第三拍。

★ Step4：右脚向左与左脚并拢，此为第四步，但是只做半拍。

★ Step5：右脚向右横步迈出，重复以上动作，共四步。

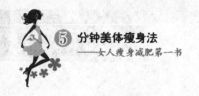

● **方法三：纵移步**

【瘦身重点】腿部、手臂、腰部

【动作分解】

> ★ Step1：双臂张开，自然站立，保持跳伦巴舞的基本姿势，左脚向
>   前迈出一步，同时要注意慢慢提胯，此为第一拍。
>
> ★ Step2：右脚向前跟进，此为第二拍。
>
> ★ Step3：左脚再向前迈出一步，此为第三拍。
>
> ★ Step4：右脚再向前跟进，此为第四拍，但是只做半拍。
>
> ★ Step5：右脚向后迈出一小步，重复以上动作，共四步。

● **方法四：点踏步**

【瘦身重点】腿部、手臂、腰部

【动作分解】

> ★ Step1：保持伦巴舞的基本姿势，右脚向右踏出一小步，同时胯部
>   慢慢上提，此为第一拍。
>
> ★ Step2：左脚向右脚并拢，此为第二拍。
>
> ★ Step3：右脚继续向右踏出一小步，此为第三拍。
>
> ★ Step4：左脚再向右脚并拢，此为第四步，但是只做半拍。
>
> ★ Step5：左脚向左踏出一小步，重复以上动作，共四步。

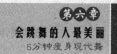

 轻快活泼的牛仔舞

● **方法一：原地踏步（重点推荐方法）**

　　【瘦身重点】小腿、胯部

　　【动作分解】

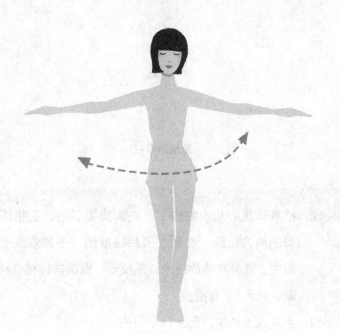

原地踏步-1

◎ Step1：把身体重心放在左脚上，右脚脚尖着地，右腿膝盖向左脚
　　　　的前方屈膝，然后右脚后跟落下，手臂可以张开或者微
　　　　曲，随着身体的扭动自然摆动，臀部向钟摆一样向右摆
　　　　动，此为2个节拍。

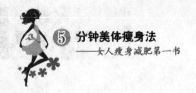
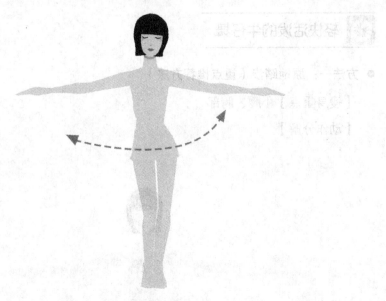

原地踏步-2

◎ Step2: 把身体重心放在右脚上，左脚脚尖着地，左腿膝盖向右脚的前方屈膝，然后左脚后跟落地，手臂依然张开或者微曲，随着身体的扭动自然摆动，臀部向钟摆一样向左摆动，此为2个节拍。

◎ Step3: 重复以上动作，此为12个节拍。

● **方法二：原地弹腿**

【瘦身重点】小腿、胯部

【动作分解】

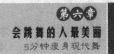

★ Step1：将身体重心完全放在左脚上，屈肘手指向上方自然随身体的摆动而摆动，右腿提起向后弯曲然后向前下方弹出，脚尖绷直，弹出的时候左腿也跟着稍微弯曲，两腿大约成30度角，收回，脚跟并拢，脚尖稍微打开，此为2个节拍。

★ Step2：换脚重复以上动作，此为2个节拍。

★ Step3：重复以上动作，此为12个节拍。

● **方法三：左右并合步**

【瘦身重点】小腿、大腿、胯部

【动作分解】

★ Step1：把身体重心放在左腿上，右脚脚尖着地，向右跨出一步，左脚跟着并过去，脚跟几乎并拢，脚尖张开，两脚脚尖着地，然后右脚再向右迈出一步，胯随着腿的动作向右自然摆动，左脚不跟经过胯的摆动收回变为脚尖着地，膝盖一直是向内侧收紧的，此过程为四分之三拍、四分之一拍、1拍，共为2拍。

★ Step2：换脚重复以上动作，此过程为四分之三拍、四分之一拍、1拍，共为2拍。

★ Step3：重复以上动作，此为12个节拍。

● **方法四：前后追赶步**

【瘦身重点】小腿、大腿、胯部

【动作分解】

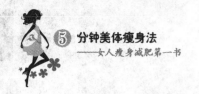
★ Step1：将身体重心放在左腿上，右脚向前迈出一小步，脚尖着地，左脚并向右脚，脚尖着地，右脚再向前迈出一小步，脚尖先着地再落脚后跟，胯为向前、向前、稍向前侧，左脚由胯的摆动向前收腿，变为脚尖着地，膝盖一直是向内侧收紧的，此过程为四分之三拍、四分之一拍、1拍，共为2拍。

★ Step2：换腿重复以上动作，此过程为四分之三拍、四分之一拍、1拍，共为2拍。

★ Step3：重复以上动作，此为12个节拍。

★ Step4：将身体重心放在左腿上，右脚向后迈出一小步，脚尖着地，左脚向后几乎并向右脚，脚尖着地，右脚再向后迈出一小步，脚尖先着地再落脚后跟，胯为向前、向后、稍向斜后，左脚由胯的摆动向后收腿，变为脚尖着地，此过程为四分之三拍、四分之一拍、1拍，共为2拍。

★ Step5：换腿重复以上动作，此过程为四分之三拍、四分之一拍、1拍，共为2拍。

★ Step6：重复以上动作，此为12个节拍。

● **方法五：背后换手舞步**

【瘦身重点】小腿、大腿、胯部

【动作分解】

★ Step1：将身体重心放在左脚上，右脚向后迈出一步，脚尖着地，脚后跟落地再抬起，左脚跟着做一个小小的蹲起，此为2拍。

★ Step2：右脚向前迈出一小步，左脚向前跟进，脚尖着地，右脚再向前迈出一小步，左脚向右脚的前侧方迈出，脚尖向后，右脚跟进，完成身体前后转体的一半，此为四分之三拍、四分之一拍，共1拍。

★ Step3：左脚再向前迈出一步，脚尖朝后，由胯的摆动带动身体的转动，完成身体前后的转体。此为一拍。

★ Step4：换脚重复以上动作，此为4个节拍。

● **方法六：并进走步**

【瘦身重点】小腿、大腿、胯部

【动作分解】

★ Step1：把身体重心放在左脚上，右脚向后，脚尖着地，然后脚后跟落地在脚尖着地，左脚跟着做一个小小的蹲起，此为2拍。

★ Step2：右脚向右边迈出一小步，左脚跟进，脚尖着地，几乎与右脚并拢，右脚再向右侧迈出一小步，此过程为四分之三拍、四分之一拍、1拍，共为2拍。

★ Step3：左脚穿越过右脚迈向身体的前方，身体随着脚做转动，右脚跟进，左脚向前，右脚穿越左脚到左脚的右侧，此过程为四分之三拍、四分之一拍、1拍，共为2拍。

★ Step4：重复步骤2，此为2个节拍。

 放松休闲的广场舞

● **方法一：8步（重点推荐方法）**

【瘦身重点】腿部、臀部

【动作分解】

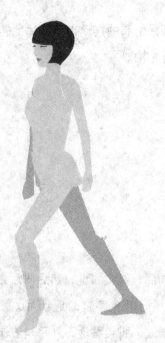

8步–1–1

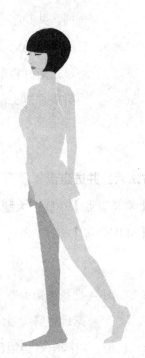

8步–1–2

◎ Step1：自然站立，两脚自然并拢，双臂自然下垂，左脚向前迈出
一步，脚尖着地，再向身体的后方点一下，双臂自然随
身体的摆动而动，此为1、2两步。

◎ Step2：左脚收回，回归站立位，此为第3步。

8步-2

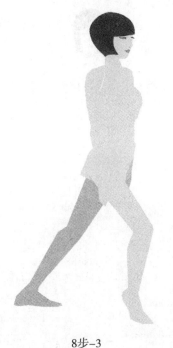

◎ Step3：右脚向前迈出一步，脚尖点地，在向身体后方点一下，双臂自然摆动，此为4、5步。

8步-3

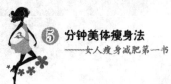

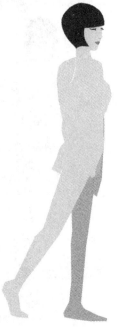

8步-4-1

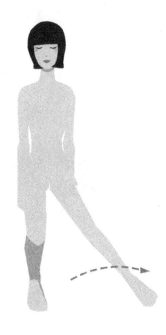

8步-4-2

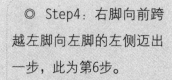

◎ Step4：右脚向前跨越左脚向左脚的左侧迈出一步，此为第6步。

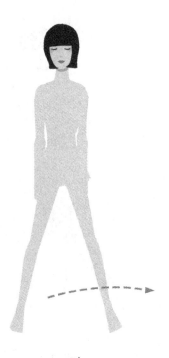

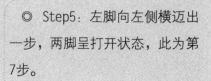

◎ Step5：左脚向左侧横迈出一步，两脚呈打开状态，此为第7步。

8步-5

◎ Step6：右脚向左脚靠拢，回归站立位，此为第8步。

◎ Step7：换脚重复以上动作，此为8个节拍。

8步-6

● **方法二：12步**

【瘦身重点】腿部、臀部

【动作分解】

★ Step1：自然站立，两脚自然并拢，双臂自然下垂，左脚向前迈出一步，脚尖着地，再向身体的后方点一下，双臂自然随身体的摆动而动，此为1、2两步。

★ Step2：左脚收回回归站立位，此为第3步。

★ Step3：右脚向前迈出一步，脚尖点地，在向身体后方点一下，双臂自然摆动，此为第4、5步。

★ Step4：左脚收回，回归站立位，两脚自然并拢，此为第6步。

★ Step5：左脚向前左方迈出一步，此为第7步。

★ Step6：右脚跟过去，身体呈向左前方站立的姿势，此为第8步。

★ Step7：左脚基本是在原地点一下，与右脚呈并拢姿势站立，此为第9步。

★ Step8：右脚向右后方迈出，脚尖朝斜后方，此为第10步。

★ Step9：左脚跟上，身体呈向后转体的姿势，此为第11步。

★ Step10：右脚脚尖转正，身体完成向后转体的动作，此为第12步。

● **方法三：16步**

【瘦身重点】腿部、臂部

【动作分解】

★ Step1：自然站立，两脚自然并拢，双臂自然下垂，左脚向前迈出一步，脚后跟点地，再向身体斜后方退一步，脚尖点地，在整个过程双臂随身体的摆动自然摆动，此为1、2步。

★ Step2：重复步骤1，此3、4步。

★ Step3：左脚向前穿过右脚向右迈出一步，此为第5步。

★ Step4：右脚打开，向右迈出一步，脚尖点地，此为第6步。

★ Step5：右脚向左穿过左脚迈出一步，全脚着地，此为第7步。

★ Step6：左脚打开向左迈出一步，脚尖点地，此为第8步。

★ Step7：左脚在脚尖着地的基础上抬起，再落下，此为第9步。

★ Step8：右脚向左脚靠拢，脚尖着地，此为第10步。

★ Step9：右脚向右迈出一小步，全脚着地，此为第11步。

★ Step10：左脚跟过去，向右脚并拢，但是脚尖点地，此为第12步。

★ Step11：左脚向右脚的前方迈出一步，两脚走"十"字步，然后回归站立位，此为13、14、15、16步。

● **方法四：24步**

【瘦身重点】腿部、臀部

【动作分解】

★ Step1： 自然站立，两脚自然并拢，左脚向左迈出一步，右脚跟进，全脚着地，左脚再向左迈出一步，右脚跟进，脚尖着地，整个过程手臂随身体的摆动自然摆动，此为1、2、3、4步。

★ Step2： 右脚向右迈出一步，左脚跟进，全脚着地，右脚再向右迈出一步，左脚跟进，脚尖着地，此为5、6、7、8步。

★ Step3： 左脚向左迈出一步，脚尖向左倾斜，右脚穿过左脚向左迈出一步，此为第9、10步。

★ Step4： 左脚向左迈出一步打开，右脚穿越左脚向左脚的前方迈出一步，脚后跟着地，此为第11、12步。

★ Step5： 换脚，重复步骤3和步骤4，此为第13、14、15、16步。

★ Step6： 左脚向左迈出一步，脚尖朝左，右脚跟进，脚尖朝斜后，此为17、18步。

★ Step7： 左脚继续向后，右脚跟进，与左脚自然并拢，脚尖也为朝原来身体的后方，完成身体的180度转体，此为19、20步。

★ Step8： 换右脚重复步骤7、步骤8，此为21、22、23、24步。

● **方法五：28步**

【瘦身重点】腿部、臀部

【动作分解】

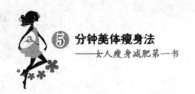
★ Step1： 自然站立，两脚自然并拢，左脚向前迈出一步，全脚落地后，右脚向前提出的同时自然向上小幅度跳起，整个过程手臂随身体的摆动自然摆动，此为第1、2步。

★ Step2： 右脚在身体的后方一步处落地，左脚向后跟进右脚，脚尖点地，此为第3、4步。

★ Step3： 重复步骤1、步骤2，此为5、6、7、8步。

★ Step4： 左脚向右脚的前方迈出一步，两脚走十字步，回归站立位，此为9、10、11、12步。

★ Step5： 左脚向右脚的前方迈出一步，右脚向右迈出一步打开，脚尖点地，此为13、14步。

★ Step6： 右脚穿过左脚向左脚的前方迈出一步，左脚向左迈出一步打开，脚尖点地，此为15、16步。

★ Step7： 左脚向右脚的前方迈出一步，两脚走"十"字步，回归站立位，此为17、18、19、20步。

★ Step8： 左脚向后迈出一小步，此为21步。

★ Step9： 右腿抬起，大腿与小腿基本成90度角，小幅度向上跳一下，此为22步。

★ Step10： 右脚向身体的后方一小步落地，同时左腿抬起，小幅度向上跳起，此为23、24步。

★ Step11： 左脚向后迈出一步，脚尖朝后，右脚向后转穿过左脚，脚尖朝身体的前方，身体完成半转体，此为25、26步。

★ Step12： 左脚继续向后迈出一步，右脚跟进，与左脚呈自然并拢的姿势，完成身体的360度转体，此为27、28步。

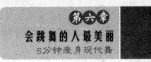
● 方法六：32步

【瘦身重点】腿部、臂部、胯部

【动作分解】

★ Step1：自然站立，两脚自然并拢，由胯部带动左脚向左迈出一步，右脚跟进，左脚再向左边迈出一步，右脚再跟进，双臂自然摆动，此为1、2、3、4步。

★ Step2：左脚向左迈出一步，脚尖朝左，右脚穿越左脚向前迈出，脚尖朝原来身体的斜后，此为5、6步。

★ Step3：左脚再向后，右脚跟进，与左脚自然并拢，完成身体的一个360度转体，转体时手臂可自然张开，呈轮一圈的姿势，此为7、8步。

★ Step4：换脚重复步骤1和步骤2，此为9、10、11、12、13、14、15、16步。

★ Step5：左脚向前走一步，右脚跟进，脚尖点地，右脚向前一步，左脚跟进，脚尖点地，此为17、18、19、20步。

★ Step6：左脚和右脚交替向前走4步，左脚先迈，此为21、22、23、24步。

★ Step7：左脚向后退一步，右脚跟进，脚尖点地，右脚向后退一步，左脚跟进，脚尖点地，此为25、25、27、28步。

★ Step8：左脚和右脚交替向后退4步，左脚先退，此为29、30、31、32步。

● 方法七：44步

【瘦身重点】腿部、臂部、胯部

【动作分解】

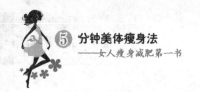
★ Step1: 自然站立，两脚自然并拢，有胯部带动左脚向左前方迈出一步，脚后跟点地，收回，再迈出，再收回，此为1、2、3、4步。

★ Step2: 换脚重复步骤1，此为5、6、7、8步。

★ Step3: 左脚向左前方迈出一步，右脚跟进，脚尖点地，右脚向右前方迈出一步，左脚跟进，脚尖点地，此为9、10、11、12步。

★ Step4: 左脚向左迈出一步，右脚跟进，此为13、14步。

★ Step5: 右脚向右迈出一步，左脚穿越右脚向右迈出，右脚随着向右迈出一步打开，然后左脚向上踢起，做一个小小的跳起，此为15、16、17、18步。

★ Step6: 左脚落下时向左迈出一步，右脚穿过左脚向左迈出一步，左脚向左迈出打开，右脚向上踢起，做一个小小的跳起，此为19、20、21、22步，

★ Step7: 右脚落下时向后迈出一步，加上右脚这一步走四步完成身体的360度转体，此为23、24、25、26步。

★ Step8: 换脚重复步骤7，在完成身体的360度的转体，此为27、28、29、30步。

★ Step9: 左脚向左迈出一步，右脚跟进，脚尖点地，右脚向右迈出一步，左脚跟进，此为31、32、33、34步。

★ Step10: 两脚同时向左转，右脚跟进，再同时向左转，右脚跟进，再向左转，右脚跟进，身体完成了270度转体，此为35、36、37、38、39、40步。

★ Step11: 左脚向后退一步，右脚跟进，右脚向后退一步，左脚跟进，此为41、42、43、44步。

温馨浪漫的华尔兹

● **方法一：快四步（重复推荐方法）**

【瘦身重点】腿部、腰部、臂部

【动作分解】

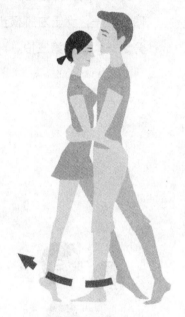

◎ Step1：男女呈站立相拥姿势，男士左脚向前一步，女士右脚向后一步，此为第一拍。

快四步-1

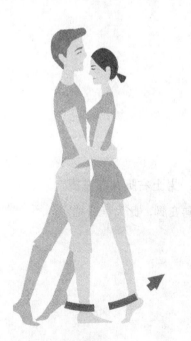

快四步-2

◎ Step2：男士右脚向前一步，女士左脚向后一步，此为第二拍。

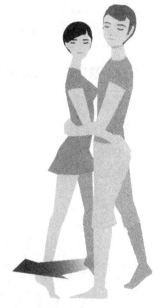

◎ Step3：男士左脚横步右转四分之一，女士左脚横步左转四分之一，此为第三拍。

快四步-3

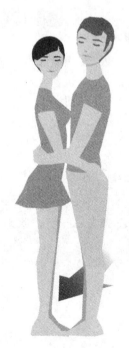

◎ Step4：男士右脚并向左脚，女士左脚并向右脚，此为第四拍。

快四步-4

◎ Step5：男士左脚横步稍后退，女士右脚横步稍前进，此为第五拍。

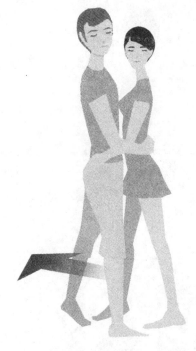

快四步-5

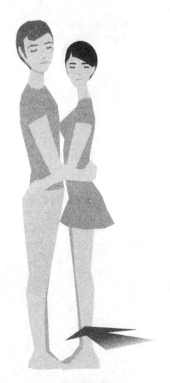

◎ Step6：男士右脚稍向左脚方向后退一步，女士左脚前进一步，此为第六拍。

快四步-6

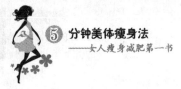

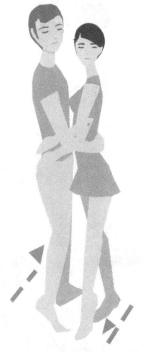

快四步-7

◎ Step7：男士左脚跟右脚左转，左脚脚尖向左，两脚脚跟较近，脚尖分开，女士右脚向前一步跟左脚，但两脚不并拢，右转，此为第七拍。

◎ Step8：男士重心移右脚并步，女士重心移左脚并步，此为第八拍。

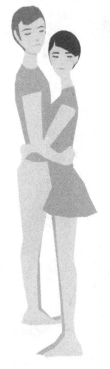

快四步-8

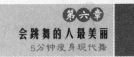

● **方法二：慢三步**

【瘦身重点】腿部、腰部、臀部

【动作分解】

★ Step1：男女对面站立，男士右手放在女士的腰上部，左手与女士的手相握自然举高，女士头部向左微斜，目光放在男士右肩处，左手扶在男士右臂外侧，右手自然放松地伸展，与男士右手相握，男士左脚向前一步，女士右脚向后一步，此为一拍。

★ Step2：男士右脚横步稍向前，女士左脚横步稍向后，此为第二拍。

★ Step3：男士左脚并向右脚，女士右脚并向左脚，此为第三拍。

★ Step3：男士右脚向前一步，女士左脚向后一步，此为第一拍。

★ Step4：男士左脚横步稍向前，女士右脚横步稍向后，此为第二拍。

★ Step5：男士右脚并向左脚，女士左脚并向右脚，此为第三拍。

★ Step6：男士左脚向前，女士右脚向后，此为第一拍。

★ Step7：男士右脚横步稍前，女士左脚横步稍后，此为第二拍。

★ Step8：男士左脚并向右脚，女士右脚并向左脚，此为第三拍。

★ Step9：男士右脚向前一步，女士左脚向后一步，此为第一拍。

★ Step10：男士左脚横步右转四分之一，女士右脚横步左转四分之一，此为第二拍。

★ Step11：男士右脚并向左脚，女士左脚并向右脚，此为第三拍。

★ Step12：男士左脚后退一步，女士右脚前进一步，此为第一拍。

★ Step13：男士右脚横步稍向后，女士左脚横步稍向前，此为第二拍。

★ Step14：男士左脚并向右脚，女士右脚并向左脚，此为第三拍。

★ Step15：男士右脚后退一步，女士左脚前进一步，此为第一拍。

★ Step16：男士左脚横步左转四分之一，女士右脚横步右转四分之一，此为第二拍。

★ Step17：男士右脚并向左脚，女士左脚并向右脚，此为第三拍。

● **方法三：快三步**

【瘦身重点】腿部、腰部、臀部

【动作分解】

★ Step1：男女自然站立，呈交谊舞基本相拥姿势，男士左脚向逆时针方向前进，女士右脚向逆时针方向后退，此为第一拍。

★ Step2：男士右脚大横步左转，女士右脚小横步左转，此为第二拍。

★ Step3：男士左脚向前穿越右脚继续左转，脚尖朝左，女士继续左转，右脚并向左脚，此为第三拍。

★ Step4：男士右脚后退向左转，女士左脚前进向左转，此为第一拍。

★ Step5：男士左脚小横步左转，女士右脚大横步左转，此为第二拍。

★ Step6：男士右脚并向左脚左转，女士左脚向前穿越右脚左转，此为第三拍。

★ Step7：回归相拥站立位，男士右脚向前，女士左脚向后，此为第一拍。

★ Step8：男士左脚大横步左转，女士右脚小横步左转，此为第二拍。

★ Step9：男士右脚并向左脚，女士左脚并向右脚，此为第三拍。

★ Step10：男士左脚后退向右转，女士右脚前进向右转，此为第一拍。

★ Step11：男士右脚小横步向右转，女士左脚横步向右转，此为第二拍。

★ Step12：男士左脚并向右脚右转，女士右脚并向左脚右转，此为第三拍。

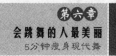

● **方法四：慢四步**

【瘦身重点】腿部、腰部、臀部

【动作分解】

★ Step1：男女呈相拥基本姿势，男士左脚向前一步，女士右脚向后一步，此为第一拍。

★ Step2：男士右脚向前一步，女士左脚向后一步，此为第二拍。

★ Step3：男士左脚向前一步，女士右脚向后一步，此为第三拍。

★ Step4：男士右脚并向左脚，女士左脚并向右脚，此为第四拍。

★ Step5：男士左脚向前一步，女士右脚向后一步，此为第一拍。

★ Step6：男士右脚向前一步，女士左脚向后一步，此为第二拍。

★ Step7：男士左脚向横右转90度，女士左脚向横左转90度，此为第三拍。

★ Step8：男士右脚并向左脚，女士左脚并向右脚，此为第四拍。

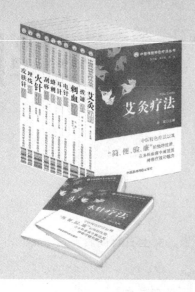

《中国传统特色疗法丛书》

中医特色疗法以其"简、便、验、廉"的独特优势，在各科疾病中展现其神奇疗效和魅力

共19分册：子午流注针法　挑针疗法　埋线疗法　腕踝针疗法　刮痧疗法　皮肤针疗法　拔罐疗法　耳针疗法　蜂刺疗法　电针疗法　头针疗法　水针疗法　穴位贴敷疗法　微针疗法　壮医点灸疗法　体针疗法　刺血疗法　艾灸疗法　火针疗法

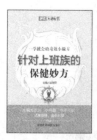

《一学就会的奇效小偏方——针对上班族的保健妙方》

小偏方面对"小问题"绝不手软
只要坚持，滴水石穿

◎ 定价：29.80元

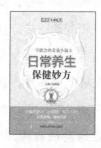

《一学就会的奇效小偏方——日常养生保健妙方》

小偏方面对"小问题"绝不手软
只要坚持，滴水石穿

◎ 定价：29.80元

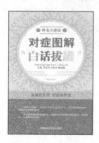

《对症图解白话拔罐》

适合家庭操作的拔罐用书，图解近百种疾病的对症操作，简单易学，让疾病悄悄走开。

◎ 定价：35.00元

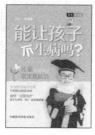

《能让孩子不生病吗——儿童常见病防治》

父母面对孩子生病
不再慌乱的知识支持
面对"过度治疗"
敢于大声说"NO"的坚强后盾

◎ 定价：39.00元

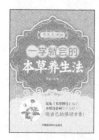

《一学就会的本草养生法》

凝集《本草纲目》精华
从常见疾病着手
介绍百余种养生食材
做自己的保健专家！

◎ 定价：35.00元

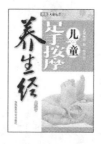

《儿童足手按摩养生经》

附赠超值操作视频光盘
教您学会足手反射疗法
专为儿童服务的按摩养生第一书

◎ 定价：28.00元

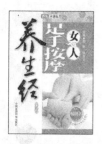

《女人足手按摩养生经》

附赠超值操作视频光盘
教您学会足手反射疗法
专为女人服务的按摩养生第一书

◎ 定价：28.00元

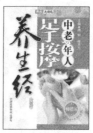

《中老年人足手按摩养生经》

附赠超值操作视频光盘
教您学会足手反射疗法
专为中老年人服务的按摩养生第一书

◎ 定价：29.80元